國醫典藏影印系列

黃帝内經靈樞

人民衛生出版社
·北京·

圖書在版編目（CIP）數據

黃帝内經靈樞 / 人民衛生出版社整理 . —北京：
人民衛生出版社，2022.11
（國醫典藏影印系列）
ISBN 978-7-117-34063-2

Ⅰ. ①黄… Ⅱ. ①人… Ⅲ. ①《靈樞經》 Ⅳ.
①R221.2

中國版本圖書館 CIP 數據核字（2022）第 214140 號

人衛智網	www.ipmph.com	醫學教育、學術、考試、健康，購書智慧智能綜合服務平臺
人衛官網	www.pmph.com	人衛官方資訊發布平臺

國醫典藏影印系列
黃帝内經靈樞
Guoyi Diancang Yingyin Xilie
Huangdi Neijing Lingshu

整　理：人民衛生出版社
出版發行：人民衛生出版社（中繼綫 010-59780011）
地　址：北京市朝陽區潘家園南里 19 號
郵　編：100021
E - mail：pmph @ pmph.com
購書熱綫：010-59787592　010-59787584　010-65264830
印　刷：北京華聯印刷有限公司
經　銷：新華書店
開　本：787 × 1092　1/16　　印張：33.5　　插頁：1
字　數：714 千字
版　次：2022 年 11 月第 1 版
印　次：2022 年 11 月第 1 次印刷
標準書號：ISBN 978-7-117-34063-2
定　價：198.00 元
打擊盜版舉報電話：010-59787491　E-mail：WQ @ pmph.com
質量問題聯系電話：010-59787234　E-mail：zhiliang @ pmph.com
數字融合服務電話：4001118166　E-mail：zengzhi @ pmph.com

中國的傳世古籍浩如烟海，汗牛充棟，其中中醫藥古典醫籍占有重要的地位。據不完全統計，存世的中醫藥古籍超過一萬種，若包括不同版本在内，數量更多。中醫藥古籍是傳承中華優秀文化的重要載體，是中醫文化寶庫中之瑰寶。這些珍貴的中醫文化遺産是當代中醫藥學繼承和創新的源泉，藴藏着精深的無可替代的學術價值和實用價值。保護和利用好中醫藥古籍，是弘揚中華優秀傳統文化、傳承中醫學術的必由之路。大凡古今醫家，無不是諳熟中醫藥古籍，并在繼承前人經驗的基礎上而成爲一代宗師。步入新時代，中醫的發展創新仍然離不開繼承，而繼承的第一步必須是學習古籍，奠定基礎，在此基礎上創立新説，真正做到傳承精華，守正創新。

人民衛生出版社自一九五三年成立以來即開始承擔中醫古籍出版工作。先後出版了影印本、點校本、校注本、校釋本等數百種古籍著作。通過近七十年的積澱，人衛社形成了中醫古籍整理規範，爲中醫藥教材、專著建設做了大量基礎性工作；并通過古籍整理，培養了一大批中醫古籍整理人才；同時，造就了一批治學嚴謹，并具有中醫古籍編輯職業素養的專業編輯隊伍，形成了編輯、排版、校對、印製各環節成熟的質量保證體系。多個項目獲得國家古籍整理出版資助，榮獲中國出版政府獎、國家科技進步獎等殊榮，并且形成了「品牌權威、名家雲集」「版本精良、校勘精準」「讀者認可、歷久彌新」的特點，贏得了讀者和行業内的一致認可與高度評價。

讀經典、跟名師、做臨床、成大醫是中醫人才成長的重要路徑。中醫古籍的影印最忠實於原著，也是中醫古籍整理的重要方法之一，具有較高的學術價值和文獻價值。爲了更好地貫徹落實中共中央辦公廳、國務院辦公廳於二〇二二年四月印發的《關於推進新時代古籍工作的意見》精神，滿足讀者學習和研究中醫古籍需要，我們精選了十種曾在我社二十世紀六十年代先後影印出版，頗受廣大讀者歡迎的中醫經典古籍影印本，作爲《國醫典藏影印系列》出版。其内容涉及中醫理論、中醫臨床、中藥等；所選版本，均爲傳世之本，部分品種現已成爲市場稀有的收藏之作。爲便於讀者研習和收藏，本次影印在版式上進行了擴印，對於影印本中不清楚的字進行描修等，并以精裝版面世。本次影印出版不僅具有實用價值，更具有珍貴的版本價值與文獻價值，期待本系列的出版，能真正起到讀古籍、築根基、做臨床、提療效的作用，爲推動我國中醫藥事業的發展與創新做出貢獻。

《國醫典藏影印系列》（十種）

《黄帝内經素問》
《黄帝内經靈樞》
《黄帝内經太素》
《注解傷寒論》
《金匱玉函經》
《神農本草經》
《本草綱目》（全二册）
《備急千金要方》
《千金翼方》
《外臺秘要》（全三册）

人民衛生出版社
二〇二二年八月

黃帝素問靈樞經叙

昔黃帝作內經十八卷。靈樞九卷。素問九卷。迺其數焉。世所奉行唯素問耳。越人得其一二而述難經。皇甫謐次而爲甲乙。諸家之說悉自此始。其間或有得失。未可爲後世灋。則謂如南陽活人書。稱欬逆者噦也。謹按靈樞經曰。新穀氣入于胃。與故寒氣相爭。故曰噦。舉而並之。則理可斷矣。又如難經第六十五篇。是越人標指靈樞本輸之大略。世或以爲流注。謹按靈樞經曰。所言節者。神氣之所遊行出入也。非皮肉筋骨也。又曰。神氣者。正氣也。神氣之所遊行出入者。流注也。井滎輸經合者。本輸也。舉而並之。則知相去不啻天壤之異。但恨靈樞不傳久矣。世莫能究。夫爲醫者。在讀醫書耳。讀而不能爲醫者有矣。未有不讀而能爲醫者也。不讀醫書。又　非世業。殺

人尤毒於梃刃。是故古人有言曰。為人子而
不讀醫書。由為不孝也。僕本庸昧。自髫迄壯。
潛心斯道。頗涉其理。輒不自揣。參對諸書。再
行校正。家藏舊本靈樞九卷。共八十一篇。增
修音釋。附于卷末。勒為二十四卷。庶使好生
之人。開卷易明。了無差別。除已具狀經所屬
申明外。准使府指揮依條申轉運司選官詳
定。具書送祕書省國子監。今崧專訪請名醫。

更乞參詳。免誤將來。利益無窮。功實有自。時

宋紹興乙亥仲夏望日。錦官史崧題

黃帝素問靈樞經目錄

卷之三

卷之四

卷之五

卷之七

卷之八

元二十四卷今併爲十二卷計八十一篇
黄帝素問靈樞經目録終

黄帝素問靈樞經卷之一

○九鍼十二原第一 法天

黄帝問於岐伯曰余子萬民養百姓而收其租税余哀其不給而屬有疾病余欲勿使被毒藥無用砭石欲以微鍼通其經脉調其血氣營其逆順出入之會令可傳於後世必明爲之法令終而不滅久而不絶易用難忘爲之經紀異其章别其表裏爲之終始令各有

形先立鍼經願聞其情岐伯荅曰臣請推而次之令有綱紀始於一終於九焉請言其道小鍼之要易陳而難入麤守形上守神神乎神客在門未覩其疾惡知其原刺之微在速遲麤守關上守機機之動不離其空空中之機清靜而微其來不可逢其往不可追知機之道者不可掛以髮不知機道叩之不發知其往來要與之期麤之闇乎妙哉工獨有之

往者爲逆。來者爲順。明知逆順。正行無問。逆而奪之。惡得無虛。追而濟之。惡得無實。迎之隨之。以意和之。鍼道畢矣。凡用鍼者。虛則實之。滿則泄之。宛陳則除之。邪勝則虛之。大要曰。徐而疾則實。疾而徐則虛。言實與虛。若有若無。察後與先。若存若亡。爲虛與實。若得若失。虛實之要。九鍼最妙。補寫之時。以鍼爲之。寫曰。必持內之。放而出之。排陽得鍼。邪氣得

泄按而引鍼是謂內溫血不得散氣不得出
也補曰隨之隨之意若妄之若行若按如蟁
蝱止如留如還去如絃絕令左屬右其氣故
止外門已閉中氣乃實必無留血急取誅之
持鍼之道堅者爲寶正指直刺無鍼左右神
在秋毫屬意病者審視血脉者刺之無殆方
刺之時必在懸陽及與兩衛神屬勿去知病
存亾血脉者在腧橫居視之獨澄切之獨堅

九鍼之名。各不同形。一曰鑱鍼。長一寸六分。二曰員鍼。長一寸六分。三曰鍉鍼。長三寸半。四曰鋒鍼。長一寸六分。五曰鈹鍼。長四寸。廣二分半。六曰員利鍼。長一寸六分。七曰毫鍼長三寸六分。八曰長鍼。長七寸。九曰大鍼。長四寸。鑱鍼者。頭大末銳。去寫陽氣。員鍼者。鍼如卵形。揩摩分間。不得傷肌肉。以寫分氣。鍉鍼者。鋒如黍粟之銳。主按脉勿陷。以致其氣。

鋒鍼者刃三隅以發痼疾鈹鍼者末如劒鋒以取大膿員利鍼者大如氂且員且銳中身微大以取暴氣毫鍼者尖如蚉蝱喙靜以徐往微以久留之而養以取痛痺長鍼者鋒利身薄可以取遠痺大鍼者尖如梃其鋒微員以寫機關之水也九鍼畢矣夫氣之在脉也邪氣在上濁氣在中清氣在下故鍼陷脉則邪氣出鍼中脉則濁氣出鍼大深則邪氣反

沉病益。故曰皮肉筋脉。各有所處。病各有所宜。各不同形。各以任其所宜。無實無虛。損不足而益有餘。是謂甚病。病益甚。取五脉者死。取三脉者恇。奪陰者死。奪陽者狂。鍼害畢矣。刺之而氣不至。無問其數。刺之而氣至。乃去之。勿復鍼。鍼各有所宜。各不同形。各任其所爲。刺之要。氣至而有效。效之信。若風之吹雲。明乎若見蒼天。刺之道畢矣。黄帝曰。願聞五藏六府所出之處。岐伯曰。五藏五腧。五五二十五腧。六府六腧。六六三十六腧。經脉十二。絡脉十五。凡二十七氣。以上下。所出爲井。所溜爲滎。所注爲腧。所行爲經。所以爲合。二十七氣所行。皆在五腧也。節之交。三百六十五會。知其要者。一言而終。不知其要。流散無窮。所言節者。神氣之所遊行出入也。非皮肉筋骨也。覩其色。察其目。知其散復。一其形。聽其動靜知其邪正右主推之左持而御之氣至而去之凡將用鍼必先診脈視氣之劇易乃可以治也五藏之氣已絶於内而用鍼者反實其外是謂重竭重竭必死其死也靜治之者輒反其氣取腋與膺五藏之氣已絶於外而用鍼者反實其内是謂逆厥逆厥則必死其死也躁治之者反取四末刺之害中而不去則精泄害中而去則致氣精泄則病益甚

而恇致氣則生爲癰瘍五藏有六府六府有十二原十二原出於四關四關主治五藏五藏有疾當取之十二原十二原者五藏之所以稟三百六十五節氣味也五藏有疾也應出十二原二原各有所出明知其原覩其應而知五藏之害矣陽中之少陰肺也其原出於大淵大淵二陽中之太陽心也其原出於大陵大陵二陰中之少陽肝也其原出於太

衝。太衝二。陰中之至陰。脾也。其原出於太白。太白二。陰中之太陰。腎也。其原出於太谿。太谿二。膏之原出於鳩尾。鳩尾一。肓之原出於脖胦。脖胦一。凡此十二原者。主治五藏六府之有疾者也。脹取三陽。飧泄取三陰。今夫五藏之有疾也。譬猶刺也。猶汙也。猶結也。猶閉也。刺雖久。猶可拔也。汙雖久。猶可雪也。結雖久。猶可解也。閉雖久。猶可決也。或言久疾之不可取者。非其說也。夫善用鍼者。取其疾也猶拔刺也。猶雪汚也。猶解結也。猶決閉也。疾雖久。猶可畢也。言不可治者。未得其術也。刺諸熱者。如以手探湯。刺寒清者。如人不欲行。陰有陽疾者。取之下陵三里。正往無殆。氣下乃止。不下復始也。疾高而内者。取之陰之陵泉。疾高而外者。取之陽之陵泉也。

宛陳上音鬱又音蘊又於阮切　麾莫高切又音毫　在腧春遇切　鐃

鉏衙切鍉音低鈹音皮陰喙下許穢切取三脉者恇曲王切謹按恇謂不足也脖胦上蒲没切下烏朗切又於桑切溜謹按難經當作流滎音營絕小水也

○本輸第二法地

黃帝問於岐伯曰。凡刺之道。必通十二經絡之所終始。絡脉之所別處。五輸之所留。六府之所與合。四時之所出入。五藏之所溜處。闊數之度。淺深之狀。高下所至。願聞其解。岐伯曰。請言其次也。肺出於少商。少商者。手大指端内側也。爲井木。溜于魚際。魚際者。手魚也。爲榮。注于大淵。大淵。魚後一寸陷者中也。爲腧。行于經渠。經渠。寸口中也。動而不居。爲經。入于尺澤。尺澤。肘中之動脉也。爲合。手太陰經也。心出於中衝。中衝。手中指之端也。爲井木。溜於勞宮。勞宮。掌中中指本節之内間也。爲榮。注于大陵。大陵。掌後兩骨之間方下者也爲腧行於間使間使之道兩筋之間三寸之中也有過則至無過則止爲經入于曲澤曲澤肘内廉下陷者之中也屈而得之爲合手少陰也肝出于大敦大敦者足大指之端及三毛之中也爲井木溜于行間行間足大指間也爲滎注于大衝大衝行間上二寸陷者之中也爲腧行于中封中封内踝之前一寸半陷者之中使逆則宛使和則通搖足而

得之。為經。入于曲泉。曲泉輔骨之下。大筋之上也。屈膝而得之。為合。足厥陰也。脾出于隱白。隱白者。足大指之端內側也。為井木。溜于大都。大都。本節之後。下陷者之中也。為滎。注于太白。太白。腕骨之下也。為腧。行于商丘。商丘。內踝之下。陷者之中也。為經。入于陰之陵泉。陰之陵泉。輔骨之下。陷者之中也。伸而得之。為合。足太陰也。腎出于湧泉。湧泉者。足心

也。爲井木。溜于然谷。然谷。然骨之下者也。爲
滎。注于大谿。大谿。内踝之後。跟骨之上陷中
者也。爲腧。行于復留。復留。上内踝二寸。動而
不休。爲經。入于陰谷。陰谷。輔骨之後。大筋之
下。小筋之上也。按之應手。屈膝而得之。爲合。
足少陰經也。膀胱出於至陰。至陰者。足小指
之端也。爲井金。溜于通谷。通谷。本節之前外
側也。爲滎。注于束骨。束骨。本節之後陷者中

也。爲腧。過于京骨。京骨。足外側大骨之下。爲原。行于崑崙。崑崙。在外踝之後。跟骨之上。爲經。入于委中。委中。膕中央。爲合。委而取之。足太陽也。膽出于竅陰。竅陰者。足小指次指之端也。爲井金。溜于俠谿。俠谿。足小指次指之閒也。爲滎。注于臨泣。臨泣。上行一寸半陷者中也。爲腧。過于丘墟。丘墟。外踝之前下陷者中也。爲原。行于陽輔。陽輔。外踝之上。輔骨之前及絶骨之端也爲經入于陽之陵泉陽之陵泉在膝外陷者中也爲合伸而得之足少陽也胃出于厲兑厲兑者足大指内次指之端也爲井金溜于内庭内庭次指外間也爲滎注于陷谷陷谷者上中指内間上行二寸陷者中也爲腧過于衝陽衝陽足跗上五寸陷者中也爲原搖足而得之行于解谿解谿上衝陽一寸半陷者中也爲經入于下陵下

陵膝下三寸胻骨外三里也爲合復下三里三寸爲巨虚上廉復下上廉三寸爲巨虚下廉也大腸屬上小腸屬下足陽明胃脉也大腸小腸皆屬于胃是足陽明也三焦者上合手少陽出于關衝關衝者手小指次指之端也爲井金溜于液門液門小指次指之間也爲滎注于中渚中渚本節之後陷者中也爲腧過于陽池陽池在腕上陷者之中也爲原

行于支溝支溝上腕三寸兩骨之間陷者中也為經入于天井天井在肘外大骨之上陷者中也為合屈肘乃得之三焦下腧在于足大指之前少陽之後出于膕中外廉名曰委陽是太陽絡也手少陽經也三焦者足少陽太陰（一本作陽）之所將太陽之別也上踝五寸別入貫腨腸出于委陽並太陽之正入絡膀胱約下焦實則閉癃虛則遺溺遺溺則補之閉

癃則寫之。手太陽小腸者。上合於太陽。出于少澤。少澤。小指之端也。爲井金。溜于前谷。前谷。在手外廉本節前陷者中也。爲滎。注于後谿。後谿者。在手外側本節之後也。爲腧。過于腕骨。腕骨。在手外側腕骨之前。爲原。行于陽谷。陽谷。在鋭骨之下陷者中也。爲經。入于小海。小海。在肘内大骨之外。去端半寸陷者中也。伸臂而得之。爲合。手太陽經也。太陽上合手陽明出于商陽商陽大指次指之端也爲井金溜于本節之前二間爲滎注于本節之後三間爲腧過于合谷合谷在大指歧骨之間爲原行于陽谿陽谿在兩筋間陷者中也爲經入于曲池在肘外輔骨陷者中屈臂而得之爲合手陽明也是謂五藏六府之腧五五二十五腧六六三十六腧也六府皆出足之三陽上合于手者也缺盆之中任脉也名

曰天突。一次任脈側之動脈。足陽明也。名曰人迎。二次脈手陽明也。名曰扶突。三次脈手太陽也。名曰天窻。四次脈足少陽也。名曰天容。五次脈手少陽也。名曰天牖。六次脈足太陽也。名曰天柱。七次脈頸中央之脈。督脈也。名曰風府。腋內動脈。手太陰也。名曰天府。腋下三寸。手心主也。名曰天池。刺上關者。呿不能欠。刺下關者。欠不能呿。刺犢鼻者。屈不能伸。刺兩關者。伸不能屈。足陽明挾喉之動脉也。其腧在膺中。手陽明次在其腧外。不至曲頰一寸。手太陽當曲頰。足少陽在耳下曲頰之後。手少陽出耳後。上加完骨之上。足太陽挾項大筋之中。髮際。陰尺動脉在五里。五腧之禁也。肺合大腸。大腸者。傳道之府。心合小腸。小腸者。受盛之府。肝合膽。膽者。中精之府。脾合胃。胃者。五穀之府。腎合膀胱。膀胱者。津

液之府也少陽屬腎腎上連肺故將兩藏三
焦者中瀆之府也水道出焉屬膀胱是孤之
府也是六府之所與合者春取絡脉諸滎大
經分肉之間甚者深取之間者淺取之夏取
諸腧孫絡肌肉皮膚之上秋取諸合餘如春
法冬取諸井諸腧之分欲深而留之此四時
之序氣之所處病之所舍藏之所宜轉筋者
立而取之可令遂已痿厥者張而刺之可令

立快也。

閼數（下色角切）足跗（下音夫）呿（祛遮切）腨（時兗切）

○小鍼解第三 法人

所謂易陳者。易言也。難入者。難著于人也。麤守形者。守刺法也。上守神者。守人之血氣有餘不足。可補寫也。神客者。正邪共會也。神者。正氣也。客者。邪氣也。在門者。邪循正氣之所出入也。未覩其疾者。先知邪正何經之疾也惡知其原者。先知何經之病。所取之處也。刺之微在數遲者。徐疾之意也。麤守關者。守四肢而不知血氣正邪之往來也。上守機者。知守氣也。機之動不離其空中者。知氣之虛實。用鍼之徐疾也。空中之機。清淨以微者。鍼以得氣。密意守氣勿失也。其來不可逢者。氣盛不可補也。其往不可追者。氣虛不可寫也。不可掛以髮者。言氣易失也。扣之不發者。言不知補寫之意也。血氣已盡而氣不下也。知其往來者。知氣之逆順盛虛也。要與之期者。知氣之可取之時也。麤之闇者。冥冥不知氣之微密也。妙哉工獨有之者。盡知鍼意也。往者。爲逆者。言氣之虛而小。小者逆也。來者爲順者。言形氣之平。平者順也。明知逆順正行無閒者。言知所取之處也。迎而奪之者。寫也。追而濟之者。補也。所謂虛則實之者。氣口虛而當補之也。滿則泄之者。氣口盛而當寫之也。死陳則除之者。去血脉也。邪勝則虛之者。言諸經有盛者。皆寫其邪也。徐而疾則實者。言徐内而疾出也。疾而徐則虛者。言疾内而徐出也。言實與虛。若有若無者。言實者有氣。虛者無氣也。察後與先。若亾若存者。言氣之虛實。補寫之先後也。察其氣之已下與常存也。爲虛與實。若得若失者。言補者佖然若有得也。寫則怳然若有失也。夫氣之在脉也，邪氣在上者，言邪氣之中人也高，故邪氣在上也。濁氣在中者，言水穀皆入于胃，其精氣上注於肺，濁溜于腸胃，言寒温不適，飲食不節，而病生于腸胃，故命曰濁氣在中也。清氣在下者，言清濕地氣之中人也，必從足始，故曰清氣在下也。鍼陷脉則邪氣出者，取之上。鍼中脉則濁氣出者，取之陽明合也。鍼大深則邪氣反沉者。言淺浮之病。不欲深刺也。深則邪氣從之入。故曰反沉也。皮肉筋脉。各有所處者。言經絡各有所主也。取五脉者死。言病在中氣不足。但用鍼盡大寫其諸陰之脉也。取三陽之脉者。唯言盡寫三陽之氣。令病人恇然不復也。奪陰者死。言取尺之五里五往者也。奪陽者狂。正言也。覩其色。察其目。知其散復。一其形。聽其動靜者。言上工知相五色于目。有知調尺寸小大緩急滑濇。以言所病也。知其邪正者。知論虛邪與正邪之風也。右主推之。左持而御之者。言持鍼而出入也。氣至而去之者。言補寫氣調而去之也。調氣在于終始一者。持心也。節之交三百六十五會者。絡脉之滲灌諸節者也。所謂五藏之氣已絕于内者。脉口氣内絕不至。反取其外之病處與陽經之合。有留鍼以致陽氣。陽氣至則内重竭。重竭則死矣。其死也。無氣以動。故靜所謂五藏之氣已絕于外者。脉口氣外絕不至反取其四末之輸。有留鍼以致其陰氣。陰氣至則陽氣反入。入則逆。逆則死矣。其死也。陰氣有餘。故躁。所以察其目者。五藏使五色循明。循明則聲章。聲章者。則言聲與平生異也。

怭然上皮筆切又音必滿貌　怳然上吁往切狂貌　深內下音納

○邪氣藏府病形第四法時

黄帝問於岐伯曰。邪氣之中人也。奈何。岐伯荅曰。邪氣之中人高也。黄帝曰。高下有度乎。岐伯曰。身半已上者。邪中之也。身半已下者。濕中之也。故曰。邪之中人也。無有常。中于陰則溜于府。中于陽則溜于經。黄帝曰。陰之與陽也。異名同類。上下相會。經絡之相貫。如環無端。邪之中人。或中于陰。或中于陽。上下左右。無有恒常。其故何也。岐伯曰。諸陽之會。皆在于面中人也方乘虛時及新用力若飲食汗出腠理開而中于邪中于面則下陽明中于項則下太陽中于頰則下少陽其中于膺背兩脇亦中其經黃帝曰其中于陰奈何歧伯荅曰中于陰者常從臂胻始夫臂與胻其陰皮薄其肉淖澤故俱受于風獨傷其陰黃帝曰此故傷其藏乎歧伯荅曰身之中于風也不必動藏故邪入于陰經則其藏氣實邪

氣入而不能客。故還之於府。故中陽則溜于經。中陰則溜于府。黄帝曰。邪之中人藏。奈何。岐伯曰。愁憂恐懼則傷心。形寒寒飲則傷肺。以其兩寒相感。中外皆傷。故氣道而上行。有所墮墜。惡血留內。若有所大怒。氣上而不下。積于脇下。則傷肝。有所擊仆。若醉入房。汗出當風。則傷脾。有所用力舉重。若入房過度。汗出浴水。則傷腎。黄帝曰。五藏之中風。奈何。岐伯曰。陰陽俱感。邪乃得往。黃帝曰。善哉。黃帝問於岐伯曰。首面與身形也。屬骨連筋。同血合於氣耳。天寒則裂地凌冰。其卒寒。或手足懈惰。然而其面不衣。何也。岐伯荅曰。十二經脉。三百六十五絡。其血氣皆上于面而走空竅。其精陽氣上走於目而爲睛。其別氣走於耳而爲聽。其宗氣上出於鼻而爲臭。其濁氣出於胃。走脣舌而爲味。其氣之津液皆上燻于面而皮又厚其肉堅故天氣甚寒不能勝之也黄帝曰邪之中人其病形何如岐伯曰虚邪之中身也灑淅動形正邪之中人也微先見于色不知于身若有若無若亡若存有形無形莫知其情黄帝曰善哉黄帝問於岐伯曰余聞之見其色知其病命曰明按其脉知其病命曰神問其病知其處命曰工余願聞見而知之按而得之問而極之爲之奈何

岐伯荅曰。夫色脉與尺之相應也。如桴鼓影響之相應也。不得相失也。此亦本末根葉之出候也。故根死則葉枯矣。色脉形肉不得相失也。故知一則爲工。知二則爲神。知三則神且明矣。黄帝曰。願卒聞之。岐伯荅曰。色青者其脉絃也。赤者其脉鉤也。黄者其脉代也。白者其脉毛。黑者其脉石。見其色而不得其脉。反得其相勝之脉。則死矣。得其相生之脉。則病已矣。黄帝問於岐伯曰：五藏之所生，變化之病形何如？岐伯荅曰：先定其五色五脉之應，其病乃可别也。黄帝曰：色脉已定，别之柰何？岐伯曰：調其脉之緩急小大滑濇，而病變定矣。黄帝曰：調之柰何？岐伯荅曰：脉急者，尺之皮膚亦急；脉緩者，尺之皮膚亦緩；脉小者，尺之皮膚亦減而少氣；脉大者，尺之皮膚亦賁而起；脉滑者，尺之皮膚亦滑；脉濇者，尺之皮膚亦濇。凡此變者。有微有甚。故善調尺者。不待於寸。善調脉者。不待於色。能參合而行之者。可以爲上工。上工十全九。行二者。爲中工。中工十全七。行一者。爲下工。下工十全六。

黃帝曰。請問脉之緩急小大滑濇之病形何如。岐伯曰。臣請言五藏之病變也。心脉急甚者爲瘈瘲。微急爲心痛引背。食不下。緩甚爲狂笑。微緩爲伏梁。在心下。上下行。時唾血。太甚爲喉吤，微大爲心痺引背，善淚出。小甚爲善噦，微小爲消癉。滑甚爲善渴，微滑爲心疝引臍，小腹鳴。濇甚爲瘖，微濇爲血溢，維厥，耳鳴，顛疾。○肺脉急甚爲癲疾，微急爲肺寒熱，怠惰，欬唾血，引腰背胷，若鼻息肉不通。緩甚爲多汗，微緩爲痿瘻，偏風，頭以下汗出不可止。太甚爲脛腫，微大爲肺痺引胷背，起惡日光。小甚爲泄，微小爲消癉。滑甚爲息賁上氣，微滑爲上下出血。濇甚爲嘔血。微濇爲鼠瘻。在頸支腋之間。下不勝其上。其應善痠矣。◯肝脈急甚者爲惡言。微急爲肥氣在脇下。若覆杯。緩甚爲善嘔。微緩爲水瘕痹也。大甚爲內癰。善嘔衄。微大爲肝痹陰縮。欬引小腹。小甚爲多飲。微小爲消癉。滑甚爲㿗疝。微滑爲遺溺。濇甚爲溢飲。微濇爲瘈攣筋痹。◯脾脈急甚爲瘈瘲。微急爲膈中食飲入而還出。後沃沫。緩甚爲痿厥，微緩爲風痿，四肢不用，心慧然若無病。大甚爲擊仆，微大爲疝氣，腹裏大膿血，在腸胃之外。小甚爲寒熱，微小爲消癉。滑甚爲㿉癃，微滑爲蟲毒蛕蝎腹熱。濇甚爲腸㿉，微濇爲內㿉，多下膿血。脾脈急甚爲骨癲疾，微急爲沉厥奔豚，足不收，不得前後。緩甚爲折脊，微緩爲洞，洞者，食不化，下嗌還出。大甚爲陰痿，微大爲石水，起臍已下至小腹腫腫然上至胃脘死不治小甚爲洞泄微小爲消癉滑甚爲癃㿉微滑爲骨痿坐不能起起則目無所見濇甚爲大癰微濇爲不月沉痔黃帝曰病之六變者刺之奈何岐伯荅曰諸急者多寒緩者多熱大者多氣少血小者血氣皆少滑者陽氣盛微有熱濇者多血少氣微有寒是故刺急者深內而久留之刺緩者淺內而疾發鍼以去其熱刺大者微寫

其氣無出其血刺滑者疾發鍼而淺内之以寫其陽氣而去其熱刺濇者必中其脉隨其逆順而久留之必先按而循之已發鍼疾按其痏無令其血出以和其脉諸小者陰陽形氣俱不足勿取以鍼而調以甘藥也黄帝曰余聞五藏六府之氣滎輸所入爲合令何道從入入安連過願聞其故岐伯荅曰此陽脉之别入于内屬於府者也黄帝曰滎輸與合

各有名乎。岐伯荅曰。滎輸治外經。合治內府。黃帝曰。治內府奈何。岐伯曰。取之於合。黃帝曰。合各有名乎。岐伯荅曰。胃合於三里。大腸合入于巨虛上廉。小腸合入于巨虛下廉。三焦合入於委陽。膀胱合入于委中央。膽合入于陽陵泉。黃帝曰。取之奈何。岐伯荅曰。取之三里者。低跗取之。巨虛者。舉足取之。委陽者。屈伸而索之。委中者。屈而取之。陽陵泉者。正竪膝予之齊下至委陽之陽取之。取諸外經者。揄申而從之。黄帝曰。願聞六府之病。岐伯荅曰。面熱者。足陽明病。魚絡血者。手陽明病。兩跗之上脉竪陷者。足陽明病。此胃脉也。大腸病者。腸中切痛而鳴濯濯。冬日重感于寒。卽泄。當臍而痛。不能久立。與胃同候。取巨虚上廉。胃病者。腹䐜脹。胃脘當心而痛。上肢兩脇膈咽不通。食飲不下。取之三里也。○小腸病者。小腹痛。腰脊控睪而痛。時窘之後。當耳前熱。若寒甚若獨肩上熱甚。及手小指次指之間熱。若脈陷者。此其候也。手太陽病也。取之巨虛下廉。◯三焦病者。腹氣滿。小腹尤堅。不得小便。窘急溢則水留。即為脹。候在足太陽之外大絡。大絡在太陽少陽之間。亦見于脈。取委陽。◯膀胱病者。小腹偏腫而痛。以手按之。即欲小便而不得。肩上熱。若脈陷。及足

小指外廉及脛踝後皆熱若脉陷取委中央

○膽病者善太息口苦嘔宿汁心下澹澹恐人將捕之嗌中吤吤然數唾在足少陽之本末亦視其脉之陷下者灸之其寒熱者取陽陵泉黄帝曰刺之有道乎岐伯荅曰刺此者必中氣穴無中肉節中氣穴則鍼染（一作遊）于巷中肉節即皮膚痛補寫反則病益篤中筋則筋緩邪氣不出與其真相搏亂而不去反

還內著用鍼不審。以順爲逆也。中于膺背一作肩背亦中其經一本作下其經胻戶當切入而淖澤上奴教切下皆同甲乙經上音濁下音液謹詳淖濁也澤液也不客一本作容瘛瘲上治下縱吤音戒噦乙劣切息賁下音奔痠音酸瘕音賈㿗徒回切仆音付蛕蝎上胡恢切腹中長蟲下胡葛切蠹蟲也腄竹垂切痏榮美切揄春朱切睪音高陰丸也維厥詳此經絡有陽維陰維故有維厥

黃帝素問靈樞經卷之一　終

黃帝素問靈樞經卷之二

○根結第五 法音

岐伯曰天地相感寒暖相移陰陽之道孰少孰多陰道偶陽道奇發于春夏陰氣少陽氣多陰陽不調何補何寫發于秋冬陽氣少陰氣多陰氣盛而陽氣衰故莖葉枯槁濕雨下歸陰陽相移何寫何補奇邪離經不可勝數不知根結五藏六府折關敗樞開闔而走陰

陽大失不可復取九鍼之玄要在終始故能知終始一言而畢不知終始鍼道咸絶太陽根于至陰結于命門命門者目也陽明根于厲兑結于顙大顙大者鉗耳也少陽根于竅陰結于窻籠窻籠者耳中也太陽爲開陽明爲闔少陽爲樞故開折則肉節瀆而暴病起矣故暴病者取之太陽視有餘不足瀆者皮肉宛膲而弱也闔折則氣無所止息而痿疾

起矣。故痿疾者。取之陽明。視有餘不足。無所止息者。眞氣稽留。邪氣居之也。樞折卽骨繇而不安於地。故骨繇者。取之少陽。視有餘不足。骨繇者。節緩而不收也。所謂骨繇者。搖故也。當窮其本也。太陰根于隱白。結于大倉。少陰根于湧泉。結于廉泉。厥陰根于大敦。結于玉英。絡于膻中。太陰爲開。厥陰爲闔。少陽爲樞。故開折則倉廩無所輸膈洞。膈洞者。取之太陰視有餘不足故開折者氣不足而生病也闔折即氣絕而喜悲悲者取之厥陰視有餘不足樞折則脉有所結而不通不通者取之少陰視有餘不足有結者皆取之不足

太陽根于至陰溜于京骨注于崑崙入于天柱飛揚也足少陽根于竅陰溜于丘墟注于陽輔入于天容光明也足陽明根于厲兌溜于衝陽注于下陵入于人迎豐隆也手太陽

根于少澤。溜于陽谷。注于少海。入于天窻支正也。手少陽根于關衝。溜于陽池。注于支溝。入于天牖外關也。手陽明根于商陽。溜于合谷。注于陽谿。入于扶突偏歷也。此所謂十二經者。盛絡皆當取之。一日一夜五十營。以營五藏之精。不應數者。名曰狂生。所謂五十營者。五藏皆受氣。持其脉口。數其至也。五十動而不一代者。五藏皆受氣。四十動一代者。一藏無氣。三十動一代者。二藏無氣。二十動一代者。三藏無氣。十動一代者。四藏無氣。不滿十動一代者。五藏無氣。予之短期。要在終始。所謂五十動而不一代者。以爲常也。以知五藏之期。予之短期者。乍數乍疏也。黄帝曰。逆順五體者。言人骨節之小大。肉之堅脆。皮之厚薄。血之清濁。氣之滑濇。脉之長短。血之多少。經絡之數。余已知之矣。此皆布衣匹夫之士也。夫王公大人。血食之君。身體柔脆。肌肉軟弱。血氣慓悍滑利。其刺之徐疾淺深多少。可得同之乎。岐伯荅曰。膏粱菽藿之味。何可同也。氣滑卽出疾。其氣濇則出遲。氣悍則鍼小而入淺。氣濇則鍼大而入深。深則欲留。淺則欲疾。以此觀之。刺布衣者。深以留之。刺大人者。微以徐之。此皆因氣慓悍滑利也。黃帝曰。形氣之逆順奈何。岐伯曰。形氣不足。病氣有餘。是邪勝也。急寫之。形氣有餘。病氣不足。急補之。形氣不足。病氣不足。此陰陽氣俱不足也。不可刺之。刺之則重不足。重不足則陰陽俱竭。血氣皆盡。五藏空虛。筋骨髓枯。老者絶滅。壯者不復矣。形氣有餘。病氣有餘。此謂陰陽俱有餘也。急寫其邪。調其虛實。故曰。有餘者寫之。不足者補之。此之謂也。故曰。刺不知逆順。眞邪相搏。滿而補之。則陰陽四溢。腸胃充郭。肝肺内䐜。陰陽相錯。虛而寫之。則經脉空虛。血氣竭枯。腸胃懾辟。皮膚薄著。毛腠夭膲。子之死期。故曰。用鍼之要。在于知調陰與陽。調陰與陽。精氣乃光。合形與氣。使神内藏。故曰。上工平氣。中工亂脉。下工絶氣危生。故曰。下工不可不愼也。必審五藏變化之病。五脉之應。經絡之實虛。皮之柔麤。而後取之也。

骨繇音搖慓悍上比昭切下侯岸切勇捷貌也陽道奇音箕

○壽夭剛柔第六法律

黃帝問於少師曰：余聞人之生也，有剛有柔，有弱有強，有短有長，有陰有陽，願聞其方。少師荅曰：陰中有陰，陽中有陽，審知陰陽，刺之有方，得病所始，刺之有理，謹度病端，與時相應，內合于五藏六府，外合于筋骨皮膚。是故內有陰陽，外亦有陰陽。在內者，五藏為陰，六府爲陽在外者筋骨爲陰皮膚爲陽故曰病在陰之陰者刺陰之滎輸病在陽之陽者刺陽之合病在陽之陰者刺陰之經病在陰之陽者刺絡脉故曰病在陽者命曰風病在陰者命曰痺病陰陽俱病命曰風痺病有形而不痛者陽之類也無形而痛者陰之類也無形而痛者其陽完而陰傷之也急治其陰無攻其陽有形而不痛者其陰完而陽傷之也急

治其陽。無攻其陰。陰陽俱動。乍有形。乍無形。加以煩心。命曰陰勝其陽。此謂不表不裏。其形不久。黃帝問於伯高曰。余聞形氣病之先後外內之應。奈何。伯高答曰。風寒傷形。憂恐忿怒傷氣。氣傷藏。乃病藏。寒傷形。乃應形。風傷筋脉。筋脉乃應。此形氣外內之相應也。黃帝曰。刺之奈何。伯高答曰。病九日者。三刺而已。病一月者。十刺而已。多少遠近。以此衰之。

久痺不去身者。視其血絡。盡出其血。黃帝曰。外內之病。難易之治。奈何。伯高答曰。形先病而未入藏者。刺之半其日。藏先病而形乃應者。刺之倍其日。此月內難易之應也。黃帝問於伯高曰。余聞形有緩急。氣有盛衰。骨有大小。肉有堅脆。皮有厚薄。其以立壽夭奈何。伯高答曰。形與氣相任則壽。不相任則夭。皮與肉相果則壽。不相果則夭。血氣經絡。勝形則壽。不勝形則夭。黄帝曰。何謂形之緩急。伯高荅曰。形充而皮膚緩者則壽。形充而皮膚急者則夭。形充而脉堅大者。順也。形充而脉小以弱者。氣衰。衰則危矣。若形充而顴不起者。骨小。骨小則夭矣。形充而大肉䐃堅而有分者。肉堅。肉堅則壽矣。形充而大肉無分理不堅者。肉脆。肉脆則夭矣。此天之生命。所以立形定氣而視壽夭者。必明乎此立形定氣。而後以臨病人。決死生。黃帝曰。余聞壽夭。無以度之。伯高答曰。牆基卑。高不及其地者。不滿三十而死。其有因加疾者。不及二十而死也。

黃帝曰。形氣之相勝。以立壽夭奈何。伯高答曰。平人而氣勝形者壽。病而形肉脫。氣勝形者死。形勝氣者危矣。

黃帝曰。余聞刺有三變。何謂三變。伯高答曰。有刺營者。有刺衛者。有刺寒痺之留經者。

黃帝曰。刺三變者奈何。伯

高荅曰刺營者出血刺衞者出氣刺寒痹者內熱黃帝曰營衞寒痹之爲病奈何伯高荅曰營之生病也寒熱少氣血上下行衞之生病也氣痛時來時去怫愾賁響風寒客于腸胃之中寒痹之爲病也留而不去時痛而皮不仁黃帝曰刺寒痹內熱奈何伯高荅曰刺布衣者以火焠之刺大人者以藥熨之黃帝曰藥熨奈何伯高荅曰用淳酒二十升蜀椒

一升。乾薑一斤。桂心一斤。凡四種。皆㕮咀。漬酒中。用綿絮一斤。細白布四丈。并內酒中。置酒馬矢熅中。蓋封塗。勿使泄。五日五夜。出布綿絮。曝乾之。乾復漬。以盡其汁。每漬必晬其日。乃出乾。乾。并用滓與綿絮。複布為複巾。長六七尺。為六七巾。則用之生桑炭炙巾。以熨寒痹所刺之處。令熱入至于病所。寒。復炙巾以熨之。三十遍而止。汗出。以巾拭身。亦三十遍。而止。起步內中。無見風。每刺必熨。如此病已矣。此所謂內熱也。

顴音權䐃堅上渠永切腹中䐃脂怫愾上扶勿切鬱也爲意舒下許氣切㕮咀上音甫下才與切

〇官鍼第七 法星

凡刺之要。官鍼最妙。九鍼之宜。各有所爲。長短大小。各有所施也。不得其用。病弗能移。疾淺鍼深。內傷良肉。皮膚爲癰。病深鍼淺。病氣

不寫。支爲大膿。病小鍼大。氣寫太甚。疾必爲
害。病大鍼小。氣不泄寫。亦復爲敗。失鍼之宜。
大者寫。小者不移。已言其過。請言其所施。病
在皮膚無常處者。取以鑱鍼于病所。膚白勿
取。病在分肉間。取以員鍼于病所。病在經絡
痼痺者。取以鋒鍼。病在脉氣少。當補之者。取
以鍉鍼于井滎分輸。病爲大膿者。取以鈹鍼。
病痺氣暴發者。取以員利鍼。病痺氣痛而不

去者。取以毫鍼。病在中者。取以長鍼。病水腫不能通關節者。取以大鍼。病在五藏固居者。取以鋒鍼。寫于井滎分輸。取以四時。凡刺有九日。應九變。一曰輸刺。輸刺者。刺諸經滎輸藏腧也。二曰遠道刺。遠道刺者。病在上。取之下。刺府腧也。三曰經刺。經刺者。刺大經之結絡經分也。四曰絡刺。絡刺者。刺小絡之血脉也。五曰分刺。分刺者。刺分肉之間也。六曰大寫刺。大寫刺者。刺大膿以鈹鍼也。七曰毛刺。毛刺者。刺浮痹皮膚也。八曰巨刺。巨刺者。左取右。右取左。九曰焠刺。焠刺者。刺燔鍼則取痹也。凡刺有十二節。以應十二經。一曰偶刺。偶刺者。以手直心若背。直痛所。一刺前。一刺後。以治心痹。刺此者。傍鍼之也。二曰報刺。報刺者。刺痛無常處也。上下行者。直內無拔鍼。以左手隨病所按之。乃出鍼復刺之也。三曰恢刺恢刺直刺傍之舉之前後恢筋急以治筋痹也四曰齊刺齊刺者直入一傍入二以治寒氣小深者或曰三刺三刺者治痹氣小深者也五曰揚刺揚刺者正内一傍内四而浮之以治寒氣之愽大者也六曰直鍼刺直鍼刺者引皮乃刺之以治寒氣之淺者也七曰輸刺輸刺者直入直出稀發鍼而深之以治氣盛而熱者也八曰短刺短刺者刺骨痹

稍搖而深之致鍼骨所以上下摩骨也九曰浮刺浮刺者傍入而浮之以治肌急而寒者也十曰陰刺陰刺者左右率刺之以治寒厥中寒厥足踝後少陰也十一曰傍鍼刺傍鍼刺者直刺傍刺各一以治留痹久居者也十二曰贊刺贊刺者直入直出數發鍼而淺之出血是謂治癰腫也脉之所居深不見者刺之微內鍼而久留之以致其空脉氣也脉淺

者，勿刺，按絶其脉乃刺之，無令精出，獨出其邪氣耳。所謂三刺則穀氣出者，先淺刺絶皮，以出陽邪；再刺則陰邪出者，少益深，絶皮致肌肉，未入分肉間也；已入分肉之間，則穀氣出。故刺法曰：始刺淺之，以逐邪氣而來血氣；後刺深之，以致陰氣之邪；最後刺極深之，以下穀氣。此之謂也。故用鍼者，不知年之所加，氣之盛衰，虚實之所起，不可以爲工也。凡刺有五。以應五藏。一曰半刺。半刺者。淺内而疾發鍼。無鍼傷肉。如拔毛狀。以取皮氣。此肺之應也。二曰豹文刺。豹文刺者。左右前後鍼之。中脉爲故。以取經絡之血者。此心之應也。三曰關刺。關刺者。直刺左右。盡筋上。以取筋痹。愼無出血。此肝之應也。或曰淵刺。一曰豈刺。四曰合谷刺。合谷刺者。左右雞足。鍼于分肉之間。以取肌痹。此脾之應也。五曰輸刺。輸刺者。直入直出。深内之至骨。以取骨痹。此腎之應也。

燔鍼上音煩　恢刺上苦回切大也　一本作悭字

○本神第八法風

黃帝問于岐伯曰。凡刺之法。先必本于神。血脉營氣精神。此五藏之所藏也。至其淫泆離藏則精失。魂魄飛揚。志意恍亂。智慮去身者。何因而然乎。天之罪與。人之過乎。何謂德氣生精神魂魄心意志思智慮。請問其故。歧伯荅曰。天之在我者德也。地之在我者氣也。德流氣薄而生者也。故生之來謂之精。兩精相搏謂之神。隨神往來者謂之魂。並精而出入者。謂之魄。所以任物者。謂之心。心有所憶謂之意。意之所存謂之志。因志而存變。謂之思。因思而遠慕。謂之慮。因慮而處物。謂之智。故智者之養生也。必順四時而適寒暑。和喜怒而安居處節陰陽而調剛柔如是則僻邪不至長生久視是故怵惕思慮者則傷神神傷則恐懼流淫而不止因悲哀動中者竭絕而失生喜樂者神憚散而不藏愁憂者氣閉塞而不行盛怒者迷惑而不治恐懼者神蕩憚而不收心怵惕思慮則傷神神傷則恐懼自失破䐃脫肉毛悴色夭死于冬脾愁憂而不解則傷意意傷則悗亂四肢不舉毛悴色夭

死於春肝悲哀動中則傷魂魂傷則狂忘不精不精則不正當人陰縮而攣筋兩脇骨不舉毛悴色夭死於秋肺喜樂無極則傷魄魄傷則狂狂者意不存人皮革焦毛悴色夭死於夏腎盛怒而不止則傷志志傷則喜忘其前言腰脊不可以俛仰屈伸毛悴色夭死於季夏恐懼而不解則傷精精傷則骨痠痿厥精時自下是故五藏主藏精者也不可傷傷

則失守而陰虚陰虚則無氣無氣則死矣是故用鍼者察觀病人之態以知精神魂魄之存亡得失之意五者以傷鍼不可以治之也肝藏血血舍魂肝氣虚則恐實則怒脾藏營營舍意脾氣虚則四肢不用五藏不安實則腹脹經溲不利心藏脉脉舍神心氣虚則悲實則笑不休肺藏氣氣舍魄肺氣虚則鼻塞不利少氣實則喘喝胷盈仰息腎藏精精舍

志。腎氣虛則厥。實則脹。五藏不安。必審五藏之病形。以知其氣之虛實。謹而調之也。

悗亂上音悶　怵惕上耻律切下他的切悚懼也

○終始第九法野

凡刺之道。畢于終始。明知終始。五藏爲紀。陰陽定矣。陰者主藏。陽者主府。陽受氣于四末。陰受氣于五藏。故寫者迎之。補者隨之。知迎知隨。氣可令和。和氣之方。必通陰陽。五藏爲陰。六府爲陽。傳之後世。以血爲盟。敬之者昌。慢之者亾。無道行私。必得天殃。謹奉天道。請言終始。終始者。經脉爲紀。持其脉口人迎。以知陰陽有餘不足。平與不平。天道畢矣。所謂平人者不病。不病者。脉口人迎應四時也。上下相應而俱往來也。六經之脉不結動也。本末之寒溫之相守司也。形肉血氣必相稱也。是謂平人。少氣者。脉口人迎俱少而不稱尺寸也。如是者，則陰陽俱不足，補陽則陰竭，寫陰則陽脱。如是者，可將以甘藥，不可飲以至劑。如此者弗灸，不已者因而寫之，則五藏氣壞矣。人迎一盛，病在足少陽；一盛而躁，病在手少陽。人迎二盛，病在足太陽；二盛而躁，病在手太陽。人迎三盛，病在足陽明；三盛而躁，病在手陽明。人迎四盛，且大且數，名曰溢陽，溢陽爲外格。脉口一盛，病在足厥陰；厥陰一盛而躁在手心主脉口二盛病在足少陰二盛而躁在手少陰脉口三盛病在足太陰三盛而躁在手太陰脉口四盛且大且數者名曰溢陰溢陰爲内關内關不通死不治人迎與太陰脉口俱盛四倍以上命曰關格關格者與之短期人迎一盛寫足少陽而補足厥陰二寫一補日一取之必切而驗之踈取之上氣和乃止人迎二盛寫足太陽補足少陰

二寫一補二日一取之必切而驗之踈取之上氣和乃止人迎三盛寫足陽明而補足太陰二寫一補日二取之必切而驗之踈取之上氣和乃止脉口一盛寫足厥陰而補足少陽二補一寫日一取之必切而驗之踈而取上氣和乃止脉口二盛寫足少陰而補足太陽二補一寫二日一取之必切而驗之踈取之上氣和乃止脉口三盛寫足太陰而補足

陽明二補一寫日二取之必切而驗之踈而取之上氣和乃止所以日二取之者太陽主胃大富于穀氣故可日二取之也人迎與脉口俱盛三倍以上命曰陰陽俱溢如是者不開則血脉閉塞氣無所行流淫于中五藏内傷如此者因而灸之則變易而爲他病矣凡刺之道氣調而止補陰寫陽音氣益彰耳目聰明反此者血氣不行所謂氣至而有効者

瀉則益虛虛者脉大如其故而不堅也堅如
其故者適雖言故病未去也補則益實實者
脉大如其故而益堅也夫如其故而不堅者
適雖言快病未去也故補則實瀉則虛痛雖
不隨鍼病必衰去必先通十二經脉之所生
病而後可得傳于終始矣故陰陽不相移虛
實不相傾取之其經凡刺之屬三刺至穀氣
邪僻妄合陰陽易居逆順相反沉浮異處四

時不得稽留淫泆須鍼而去故一刺則陽邪出再刺則陰邪出三刺則穀氣至穀氣至而止所謂穀氣至者已補而實已寫而虚故以知穀氣至也邪氣獨去者陰與陽未能調而病知愈也故曰補則實寫則虚痛雖不隨鍼病必衰去矣陰盛而陽虚先補其陽後寫其陰而和之陰虚而陽盛先補其陰後寫其陽而和之三脉動于足大指之間必審其實虚

虛而寫之是謂重虛重虛病益甚凡刺此者
以指按之脉動而實且疾者疾寫之虛而徐
者則補之反此者病益甚其動也陽明在上
厥陰在中少陰在下膺腧中膺背腧中背肩
膊虛者取之上重舌刺舌柱以鈹鍼也手屈
而不伸者其病在筋伸而不屈者其病在骨
在骨守骨在筋守筋補須一方實深取之稀
按其痏以極出其邪氣一方虛淺刺之以養

其脈疾。按其痏。無使邪氣得入。邪氣來也緊而疾。邪氣來也徐而和。脈實者。深刺之以泄其氣。脈虛者。淺刺之。使精氣無得出。以養其脈。獨出其邪氣。刺諸痛者。其脈皆實。故曰。從腰以上者。手太陰陽明皆主之。從腰以下者。足太陰陽明皆主之。病在上者。下取之。病在下者。高取之。病在頭者。取之足。病在足者。取之膕。病生於頭者。頭重。生於手者。臂重。生於足者足重治病者先刺其病所從生者也春氣在毛夏氣在皮膚秋氣在分肉冬氣在筋骨刺此病者各以其時爲齊故刺肥人者秋冬之齊刺瘦人者以春夏之齊病痛者陰也痛而以手按之不得者陰也深刺之病在上者陽也病在下者陰也癢者陽也淺刺之病先起陰者先治其陰而後治其陽病先起陽者先治其陽而後治其陰刺熱厥者留鍼反

爲寒刺寒厥者留鍼反爲熱刺熱厥者二陰一陽刺寒厥者二陽一陰所謂二陰者二刺陰也一陽者一刺陽也久病者邪氣入深刺此病者深内而久留之間日而復刺之必先調其左右去其血脉刺道畢矣凡刺之法必察其形氣形肉未脫少氣而脉又躁躁厥者必爲繆刺之散氣可收聚氣可布深居靜處占神往來閉戶塞牖魂魄不散專意一神精

氣之分。毋聞人聲。以收其精。必一其神。令志在鍼。淺而留之。微而浮之。以移其神。氣至乃休。男內女外。堅拒勿出。謹守勿內。是謂得氣。

凡刺之禁。

新内勿刺。新刺勿内。已醉勿刺。

已刺勿醉。新怒勿刺。已刺勿怒。

新勞勿刺。已刺勿勞。已飽勿刺。

已刺勿飽。已饑勿刺。已刺勿饑。

已渴勿刺。已刺勿渴。大驚大恐。必定其氣乃刺之。乘車來者。臥而休之。如食頃乃刺之。出行來者。坐而休之。如行十里頃。乃刺之。凡此十二禁者。其脈亂氣散。逆其營衛經氣不次。因而刺之。則陽病入於陰。陰病出爲陽。則邪氣復生。麤工勿察。是謂伐身。形體淫泆。乃消腦髓。津液不化。脫其五味。是謂失氣也。太陽之脈。其終也。戴眼。反折。瘛瘲。其色白。

絶皮乃絶汗絶汗則終矣少陽終者耳聾百
節盡縱目系絶目系絶一日半則死矣其死
也色青白乃死陽明終者口目動作喜驚妄
言色黃其上下之經盛而不行則終矣少陰
終者面黑齒長而垢腹脹閉塞上下不通而
終矣厥陰終者中熱嗌乾喜溺心煩甚則舌
卷卵上縮而終矣太陰終者腹脹閉不得息
氣噫善嘔嘔則逆逆則面赤不逆則上下不

通上下不通則面黑皮毛燋而終矣。

繆刺上眉救切男內女外難經作男外女內淫濼下述各切

齒長平聲

黄帝素問靈樞經卷之二

黃帝素問靈樞經卷之三

○經脉第十

雷公問於黃帝曰禁脉之言凡刺之理經脉爲始營其所行制其度量内次五藏外别六府願盡聞其道黃帝曰人始生先成精精成而腦髓生骨爲幹脉爲營筋爲剛肉爲墻皮膚堅而毛髮長穀入于胃脉道以通血氣乃行雷公曰願卒聞經脉之始生黃帝曰經脉

者。所以能决死生。處百病。調虚實。不可不通。

○肺手太陰之脉。起于中焦。下絡大腸。還循胃口。上膈。屬肺。從肺系横出腋下。下循臑内。行少陰心主之前。下肘中。循臂内上骨下廉。入寸口。上魚。循魚際。出大指之端。其支者。從腕後直出次指内廉。出其端。是動則病肺脹滿膨膨而喘欬。缺盆中痛。甚則交兩手而瞀。此爲臂厥。是主肺所生病者。欬上氣。喘渴。煩

心胷滿臑臂内前廉痛厥掌中熱氣盛有餘
則肩背痛風寒汗出中風小便數而欠氣虚
則肩背痛寒少氣不足以息溺色變爲此諸
病盛則寫之虚則補之熱則疾之寒則留之
陷下則灸之不盛不虚以經取之盛者寸口
大三倍于人迎虚者則寸口反小于人迎也
○大腸手陽明之脉起于大指次指之端循
指上廉出合谷兩骨之間上入兩筋之中循

臂上廉。入肘外廉。上臑外前廉。上肩。出髃骨之前廉。上出于柱骨之會上。下入缺盆。絡肺。下膈。屬大腸。其支者。從缺盆上頸。貫頰。入下齒中。還出挾口。交人中。左之右。右之左。上挾鼻孔。是動則病齒痛。頸腫。是主津液所生病者。目黃。口乾。鼽衄。喉痹。肩前臑痛。大指次指痛不用。氣有餘。則當脉所過者熱腫。虚則寒慄不復。為此諸病。盛則寫之。虚則補之。熱則疾之寒則留之陷下則灸之不盛不虛以經取之盛者人迎大三倍于寸口虛者人迎反小於寸口也○胃足陽明之脉起於鼻之交頞中旁納（一本作約字）太陽之脉下循鼻外入上齒中還出挾口環脣下交承漿却循頤後下廉出大迎循頰車上耳前過客主人循髮際至額顱其支者從大迎前下人迎循喉嚨入缺盆下膈屬胃絡脾其直者從缺盆下乳內

廉下挾臍入氣街中其支者起于胃口下循腹裏下至氣街中而合以下髀關抵伏兔下膝臏中下循脛外廉下足跗入中指内間其支者下廉三寸而別下入中指外間其支者別跗上入大指間出其端是動則病洒洒振寒善呻數欠顏黑病至則惡人與火聞木聲則惕然而驚心欲動獨閉戶塞牖而處甚則欲上高而歌棄衣而走賁響腹脹是爲骭厥

是主血所生病者狂瘧溫淫汗出鼽衄口喎
脣胗頸腫喉痺大腹水腫膝臏腫痛循膺乳
氣街股伏兔骭外廉足跗上皆痛中指不用
氣盛則身以前皆熱其有餘于胃則消穀善
饑溺色黃氣不足則身以前皆寒慄胃中寒
則脹滿爲此諸病盛則寫之虛則補之熱則
疾之寒則留之陷下則灸之不盛不虛以經
取之盛者人迎大三倍于寸口虛者人迎反

小于寸口也○脾足太陰之脉起于大指之端循指内側白肉際過核骨後上内踝前廉上踹内循脛骨後交出厥陰之前上膝股内前廉入腹屬脾絡胃上膈挾咽連舌本散舌下其支者復從胃别上膈注心中是動則病舌本強食則嘔胃脘痛腹脹善噫得後與氣則快然如衰身體皆重是主脾所生病者舌本痛體不能動摇食不下煩心心下急痛溏

瘕泄水閉黄疸不能臥強立股膝内腫厥足大指不用爲此諸病盛則寫之虚則補之熱則疾之寒則留之陷下則灸之不盛不虚以經取之盛者寸口大三倍于人迎虚者寸口反小于人迎○心手少陰之脉起于心中出屬心系下膈絡小腸其支者從心系上挾咽繫目系其直者復從心系却上肺下出腋下下循臑内後廉行太陰心主之後下肘内循

臂内後廉。抵掌後脫骨之端。入掌内後廉。循小指之内。出其端。是動則病嗌乾。心痛。渴而欲飲。是爲臂厥。是主心所生病者。目黃。脇痛臑臂内後廉痛厥。掌中熱痛。爲此諸病。盛則瀉之。虛則補之。熱則疾之。寒則留之。陷下則灸之。不盛不虛。以經取之。盛者。寸口大再倍於人迎。虛者。寸口反小於人迎也。○小腸手太陽之脈。起於小指之端。循手外側。上腕。出踝中。直上循臂骨下廉。出肘內側兩筋之間。上循臑外後廉。出肩解。繞肩胛。交肩上。入缺盆。絡心。循咽下膈。抵胃。屬小腸。其支者。從缺盆循頸上頰。至目銳眥。却入耳中。其支者。別頰上䪼抵鼻。至目內眥。斜絡於顴。是動則病嗌痛頷腫。不可以顧。肩似拔。臑似折。是主液所生病者。耳聾目黃頰腫。頸頷肩臑肘臂外後廉痛。為此諸病。盛則寫之。虛則補之。熱則疾之寒則留之陷下則灸之不盛不虛以經取之盛者人迎大再倍于寸口虛者人迎反小于寸口也〇膀胱足太陽之脉起于目内眥上額交巔其支者從巔至耳上循其直者從巔入絡腦還出别下項循肩髆内挾脊抵腰中入循膂絡腎屬膀胱其支者從腰中下挾脊貫臀入膕中其支者從髆内左右别下貫胛挾脊内過髀樞循髀外從後廉下合膕

中以下貫踹內出外踝之後循京骨至小指外側是動則病衝頭痛目似脫項如拔脊痛腰似折髀不可以曲膕如結踹如裂是爲踝厥是主筋所生病者痔瘧狂癲疾頭顖項痛目黃淚出鼽衄項背腰尻膕踹脚皆痛小指不用爲此諸病盛則寫之虛則補之熱則疾之寒則留之陷下則灸之不盛不虛以經取之盛者人迎大再倍于寸口虛者人迎反小

于寸口也。○腎足少陰之脉，起于小指之下，邪走足心，出于然谷之下，循内踝之後，别入跟中，以上踹内，出膕内廉，上股内後廉，貫脊屬腎，絡膀胱。其直者，從腎上貫肝膈，入肺中，循喉嚨，挾舌本。其支者，從肺出絡心，注胷中。是動則病饑不欲食，面如漆柴，欬唾則有血，喝喝而喘，坐而欲起，目䀮䀮如無所見，心如懸若饑狀，氣不足則善恐，心惕惕如人將捕之是爲骨厥是主腎所生病者口熱舌乾咽腫上氣嗌乾及痛煩心心痛黄疸腸澼脊股内後廉痛痿厥嗜卧足下熱而痛爲此諸病盛則寫之虚則補之熱則疾之寒則留之陷下則灸之不盛不虚以經取之灸則强食生肉緩帶披髮大杖重履而步盛者寸口大再倍于人迎虚者寸口反小于人迎也◯心主手厥陰心包絡之脉起于胷中出屬心包絡

下膈，歷絡三膲。其支者，循胷出脇，下腋三寸，上抵腋下，循臑内，行太陰少陰之間，入肘中，下臂，行兩筋之間，入掌中，循中指，出其端。其支者，别掌中，循小指次指，出其端。是動則病手心熱，臂肘攣急，腋腫，甚則胷脇支滿，心中憺憺火動，面赤目黄，喜笑不休。是主脉所生病者，煩心，心痛，掌中熱。爲此諸病，盛則寫之，虚則補之，熱則疾之，寒則留之，陷下則灸之，不盛不虛以經取之盛者寸口大一倍于人迎虛者寸口反小于人迎也○三焦手少陽之脉起于小指次指之端上出兩指之間循手表腕出臂外兩骨之間上貫肘循臑外上肩而交出足少陽之後入缺盆布膻中散落心包下膈循屬三焦其支者從膻中上出缺盆上項繫耳後直上出耳上角以屈下頰至䪼其支者從耳後入耳中出走耳前過客主

人前交頰至目銳眥是動則病耳聾渾渾焞焞嗌腫喉痹是主氣所生病者汗出目銳眥痛頰痛耳後肩臑肘臂外皆痛小指次指不用爲此諸病盛則寫之虛則補之熱則疾之寒則留之陷下則灸之不盛不虛以經取之盛者人迎大一倍于寸口虛者人迎反小于寸口也

膽足少陽之脉起于目銳眥上抵頭角下耳後循頸行手少陽之前至肩上却

交出手少陽之後入缺盆其支者從耳後入耳中出走耳前至目銳眥後其支者别銳眥下大迎合于手少陽抵于䪼下加頰車下頸合缺盆以下胷中貫膈絡肝屬膽循脇裏出氣街繞毛際橫入髀厭中其直者從缺盆下腋循胷過季脇下合髀厭中以下循髀陽出膝外廉下外輔骨之前直下抵絶骨之端下出外踝之前循足跗上入小指次指之間其

支者別跗上入大指之間循大指歧骨内出其端還貫爪甲出三毛是動則病口苦善太息心脇痛不能轉側甚則面微有塵體無膏澤足外反熱是爲陽厥是主骨所生病者頭痛頷痛目鋭眥痛缺盆中腫痛腋下腫馬刀俠癭汗出振寒瘧胷脇肋髀膝外至脛絶骨外髁前及諸節皆痛小指次指不用爲此諸病盛則寫之虚則補之熱則疾之寒則留之

陷下則灸之不盛不虛以經取之盛者人迎大一倍于寸口虛者人迎反小于寸口也○肝足厥陰之脉起于大指叢毛之際上循足跗上廉去內踝一寸上踝八寸交出太陰之後上膕內廉循股陰入毛中過陰器抵小腹挾胃屬肝絡膽上貫膈布脇肋循喉嚨之後上入頏顙連目系上出額與督脉會于巔其支者從目系下頰裏環脣內其支者復從肝

別貫膈，上注肺。是動則病腰痛不可以俛仰，丈夫㿉疝，婦人少腹腫，甚則嗌乾，面塵脱色。是肝所生病者，胸滿，嘔逆，飱泄，狐疝，遺溺，閉癃。爲此諸病，盛則寫之，虚則補之，熱則疾之，寒則留之，陷下則灸之，不盛不虚，以經取之。盛者，寸口大一倍于人迎；虚者，寸口反小于人迎也。〇手太陰氣絶，則皮毛焦。太陰者，行氣溫于皮毛者也，故氣不榮，則皮毛焦，皮毛焦則津液去皮節津液去皮節者則爪枯毛折毛折者則毛先死丙篤丁死火勝金也○手少陰氣絶則脉不通脉不通則血不流血不流則髦色不澤故其面黑如漆柴者血先死壬篤癸死水勝火也○足太陰氣絶者則脉不榮肌肉脣舌者肌肉之本也脉不榮則肌肉軟肌肉軟則舌萎人中滿人中滿則脣反脣反者肉先死甲篤乙死木勝土也○足

少陰氣絶則骨枯少陰者冬脉也伏行而濡骨髓者也故骨不濡則肉不能著也骨肉不相親則肉軟却肉軟却故齒長而垢髮無澤髮無澤者骨先死戊篤巳死土勝水也○足厥陰氣絶則筋絶厥陰者肝脉也肝者筋之合也筋者聚于陰氣而脉絡于舌本也故脉弗榮則筋急筋急則引舌與卵故脣青舌卷卵縮則筋先死庚篤辛死金勝木也五陰氣

俱絶則目系轉轉則目運目運者爲志先死志先死則遠一日半死矣六陽氣絶則陰與陽相離離則腠理發泄絶汗乃出故旦占夕死夕占旦死經脉十二者伏行分肉之間深而不見其常見者足太陰過于外踝之上無所隱故也諸脉之浮而常見者皆絡脉也六經絡手陽明少陽之大絡起于五指間上合肘中飲酒者衛氣先行皮膚先充絡脉絡脉

先盛故衛氣已平營氣乃滿而經脉大盛脉之卒然動者皆邪氣居之留于本末不動則熱不堅則陷且空不與衆同是以知其何脉之動也雷公曰何以知經脉之與絡脉異也黄帝曰經脉者常不可見也其虛實也以氣口知之脉之見者皆絡脉也雷公曰細子無以明其然也黄帝曰諸絡脉皆不能經大節之間必行絶道而出入復合于皮中其會皆

見于外。故諸刺絡脉者。必刺其結上甚血者。雖無結。急取之。以寫其邪而出其血。留之發爲痺也。凡診絡脉。脉色青則寒且痛。赤則有熱。胃中寒。手魚之絡多青矣。胃中有熱。魚際絡赤。其暴黑者。留久痺也。其有赤有黑有青者。寒熱氣也。其青短者。少氣也。凡刺寒熱者。皆多血絡。必間日而一取之。血盡而止。乃調其虚實。其小而短者。少氣。甚者寫之則悶。悶

甚則仆不得言悶則急坐之也○手太陰之
別名曰列缺起于腕上分間並太陰之經直
入掌中散入于魚際其病實則手銳掌熱虛
則欠㰦小便遺數取之去腕半寸別走陽明
也○手少陰之別名曰通里去腕一寸半別
而上行循經入于心中繫舌本屬目系其實
則支膈虛則不能言取之掌後一寸別走太
陽也手心主之別名曰內關去腕二寸出于

兩筋之間循經以上繫于心包絡心系實則心痛虛則爲頭強取之兩筋間也○手太陽之別名曰支正上腕五寸內注少陰其別者上走肘絡肩髃實則節弛肘廢虛則生肬小者如指痂疥取之所別也○手陽明之別名曰偏歷去腕三寸別入太陰其別者上循臂乘肩髃上曲頰偏齒其別者入耳合于宗脉實則齲聾虛則齒寒痺隔取之所別也○手

少陽之別名曰外關去腕二寸外遶臂注胷中合心主病實則肘攣虚則不收取之所別也○足太陽之別名曰飛陽去踝七寸別走少陰實則鼽窒頭背痛虚則鼽衄取之所別也○足少陽之別名曰光明去踝五寸別走厥陰下絡足跗實則厥虚則痿躄坐不能起取之所別也○足陽明之別名曰豐隆去踝八寸別走太陰其別者循脛骨外廉上絡頭

項合諸經之氣下絡喉嗌其病氣逆則喉痺瘁瘖實則狂巔虛則足不收脛枯取之所別也○足太陰之別名曰公孫去本節之後一寸別走陽明其別者入絡腸胃厥氣上逆則霍亂實則腸中切痛虛則鼓脹取之所別也○足少陰之別名曰大鍾當踝後繞跟別走太陽其別者并經上走于心包下外貫腰脊其病氣逆則煩悶實則閉癃虛則腰痛取之

所別者也。○足厥陰之別。名曰蠡溝。去内踝五寸。別走少陽。其別者。經脛上睾。結于莖。其病氣逆則睾腫卒疝。實則挺長。虚則暴癢。取之所別也。○任脉之別。名曰尾翳。下鳩尾。散于腹。實則腹皮痛。虚則癢搔。取之所別也。○督脉之別。名曰長强。挾膂上項。散頭上。下當肩胛左右。別走太陽。入貫膂。實則脊强。虚則頭重。高摇之。挾脊之有過者。取之所別也。○

脾之大絡。名曰大包。出淵腋下三寸。布胷脇。實則身盡痛。虛則百節盡皆縱。此脉若羅絡之血者。皆取之脾之大絡脉也。凡此十五絡者。實則必見。虛則必下。視之不見。求之上下。人經不同。絡脉異所別也。

瞀音務 䪼之劣切 髀音箄 骭音旱 憺憺音淡 邪與斜同 焞

焞土渾切 肬音由

○經別第十一

黃帝問于岐伯曰。余聞人之合于天道也。內有五藏。以應五音五色五時五味五位也。外有六府。以應六律。六律建陰陽諸經。而合之十二月十二辰十二節十二經水十二時十二經脉者。此五藏六府之所以應天道。夫十二經脉者。人之所以生。病之所以成。人之所以治。病之所以起。學之所始。工之所止也。麤之所易。上之所難也。請問其離合出入奈何。

歧伯稽首再拜曰明乎哉問也此麤之所過上之所息也請卒言之足太陽之正別入于膕中其一道下尻五寸別入于肛屬于膀胱散之腎循膂當心入散直者從膂上出于項復屬于太陽此爲一經也○足少陰之正至膕中別走太陽而合上至腎當十四顀出屬帶脉直者繫舌本復出于項合于太陽此爲一合成以諸陰之別皆爲正也○足少陽之

正繞髀入毛際合于厥陰別者入季脇之間循胷裏屬膽散之上肝貫心以上挾咽出頤頷中散于面繫目系合少陽于外眥也○足厥陰之正別跗上上至毛際合于少陽與別俱行此爲一合也○足陽明之正上至髀入于腹裏屬胃散之脾上通于心上循咽出于口上頞䪼還繫目系合于陽明也○足太陰之正上至髀合于陽明與別俱行上結于咽

貫舌中。此爲三合也。○手太陽之正。指地別于肩解。入腋走心。繫小腸也。○手少陰之正。別入于淵腋兩筋之間。屬于心。上走喉嚨。出于面。合目内眥。此爲四合也。○手少陽之正。指天別于巔。入缺盆。下走三焦。散于胷中也。○手心主之正。別下淵腋三寸。入胷中。別屬三焦。出循喉嚨。出耳後。合少陽完骨之下。此爲五合也。○手陽明之正。從手循膺乳。別于肩髃入柱骨下走大腸屬于肺上循喉嚨出缺盆合于陽明也○手太陰之正別入淵腋少陰之前入走肺散之太陽上出缺盆循喉嚨復合陽明此六合也

尻枯毛切　肛胡公切　頤頷上以之切下戶感切

○經水第十二

黄帝問于岐伯曰經脉十二者外合于十二經水而内屬于五藏六府夫十二經水者其

有大小深淺廣狹遠近各不同。五藏六府之高下小大。受穀之多少亦不等。相應奈何。夫經水者。受水而行之。五藏者。合神氣魂魄而藏之。六府者。受穀而行之。受氣而揚之。經脈者。受血而營之。合而以治奈何。刺之深淺。灸之壯數。可得聞乎。岐伯荅曰。善哉問也。天至高。不可度。地至廣。不可量。此之謂也。且夫人生于天地之間。六合之內。此天之高。地之廣也。非人力之所能度量而至也。若夫八尺之士。皮肉在此。外可度量切循而得之。其死可解剖而視之。其藏之堅脆。府之大小。穀之多少。脉之長短。血之清濁。氣之多少。十二經之多血少氣。與其少血多氣。與其皆多血氣。與其皆少血氣。皆有大數。其治以鍼艾。各調其經氣。固其常有合乎。黃帝曰。余聞之。快于耳。不解于心。願卒聞之。岐伯荅曰。此人之所以参天地而應陰陽也，不可不察。

足太陽外合清水，内屬膀胱，而通水道焉。

足少陽外合于渭水，内屬于膽。

足陽明外合于海水，内屬于胃。

足太陰外合于湖水，内屬于脾。

足少陰外合于汝水，内屬于腎。

足厥陰外合于澠水，内屬于肝。

手太陽外合淮水，内屬小腸，而水道出焉。

手少陽外合于漯水，內屬于三焦。

手陽明外合于江水，內屬于大腸。

手太陰外合于河水，內屬于肺。

手少陰外合于濟水，內屬于心。

手心主外合于漳水，內屬于心包。

凡此五藏六府十二經水者，外有源泉，而內有所禀，此皆內外相貫，如環無端，人經亦然。故天爲陽，地爲陰，腰以上爲天，腰以下爲地。

故海以北者爲陰湖以北者爲陰中之陰漳以南者爲陽河以北至漳者爲陽中之陰漯以南至江者爲陽中之太陽此一隅之陰陽也所以人與天地相參也黃帝曰夫經水之應經脉也其遠近淺深水血之多少各不同合而以刺之奈何岐伯荅曰足陽明五藏六府之海也其脉大血多氣盛熱壯刺此者不深弗散不留不寫也足陽明刺深六分留十

呼。足太陽深五分。留七呼。足少陽深四分。留五呼。足太陰深三分。留四呼。足少陰深二分。留三呼。足厥陰深一分。留二呼。手之陰陽。其受氣之道近其氣之來疾。其刺深者。皆無過二分。其留皆無過一呼其少長大小肥瘦。以心撩之命。曰法天之常。灸之亦然。灸而過此者。得惡火則骨枯脉濇。刺而過此者。則脫氣。

黃帝曰。夫經脉之小大。血之多少。膚之厚薄。

肉之堅脆及膕之大小可爲量度乎。岐伯荅曰：其可爲度量者，取其中度也，不甚脱肉而血氣不衰也。若夫度之人，痟瘦而形肉脱者，惡可以度量刺乎。審切循捫按，視其寒溫盛衰而調之，是謂因適而爲之眞也。

灑彌著切 濕通合切 以心撩之一本作以意料之

黃帝素問靈樞經卷之三

黃帝素問靈樞經卷之四

○經筋第十三

足太陽之筋。起于足小指。上結于踝。邪上結于膝。其下循足外踝。結于踵。上循跟。結於膕。其別者。結于踹外。上膕中內廉。與膕中并上結于臀。上挾脊上項。其支者。別入結於舌本。其直者。結于枕骨。上頭。下顔。結于鼻。其支者。爲目上綱。下結于頄。其支者。從腋後外廉。結于肩髃。其支者。入腋下。上出缺盆。上結于完骨。其支者。出缺盆。邪上出于頄。其病小指支跟腫痛。膕攣。脊反折。項筋急。肩不舉。腋支缺盆中紐痛。不可左右搖。治在燔鍼劫刺。以知爲數。以痛爲輸。名曰仲春痺○足少陽之筋。起于小指次指。上結外踝。上循脛外廉。結于膝外廉。其支者。別起外輔骨。上走髀。前者結于伏兔之上。後者。結于尻。其直者。上乘眇季脇上走腋前廉繫于膺乳結于缺盆直者上出腋貫缺盆出太陽之前循耳後上額角交巔上下走頷上結于頄支者結于目眥爲外維其病小指次指支轉筋引膝外轉筋膝不可屈伸膕筋急前引髀後引尻即上乘䏚季脇痛上引缺盆膺乳頸維筋急從左之右右目不開上過右角並蹻脉而行左絡于右故傷左角右足不用命曰維筋相交治在燔鍼

劫刺以知爲數以痛爲輸名曰孟春痺也○
足陽明之筋起于中三指結于跗上邪外上加于輔骨上結于膝外廉直上結于髀樞上循脇屬脊其直者上循骭結于 其支者結于外輔骨合少陽其直者上循伏兔上結于髀聚于陰器上腹而布至缺盆而結上頸上挾口合于頄下結于鼻上合于太陽太陽爲目上網陽明爲目下網其支者從頰結于耳

前。其病足中指支脛轉筋。脚跳堅。伏兔轉筋。髀前腫。㿉疝。腹筋急。引缺盆及頰。卒口僻。急者。目不合。熱則筋縱。目不開。頰筋有寒。則急引頰移口。有熱則筋弛縱緩。不勝收。故僻。治之以馬膏。膏其急者。以白酒和桂。以塗其緩者。以桑鉤鉤之。即以生桑灰置之坎中。高下以坐等。以膏熨急頰。且飲美酒。噉美炙肉。不飲酒者。自強也。爲之三拊而已。治在燔鍼劫刺以知爲數以痛爲輸名曰季春痺也○足太陰之筋起于大指之端内側上結于内踝其直者絡于膝内輔骨上循陰股結于髀聚于陰器上腹結于臍循腹裏結于肋散于胷中其内者著于脊其病足大指支内踝痛轉筋痛膝内輔骨痛陰股引髀而痛陰器紐痛下引臍兩脇痛引膺中脊内痛治在燔鍼劫刺以知爲數以痛爲輸命曰孟秋痺也○足

少陰之筋。起于小指之下。並足太陰之筋。邪走內踝之下。結于踵。與太陽之筋合。而上結于內輔之下。並太陰之筋。而上。循陰股。結于陰器。循脊內。挾膂。上至項。結于枕骨。與足太陽之筋合。其病足下轉筋。及所過而結者。皆痛及轉筋。病在此者。主癇瘛及痙。在外者。不能俛。在內者。不能仰。故陽病者。腰反折。不能俛。陰病者。不能仰。治在燔鍼劫刺。以知爲數。

以痛爲輸。在内者。熨引飲藥。此筋折紐。紐發
數甚者。死不治。名曰仲秋痹也。◯足厥陰之
筋。起于大指之上。上結于内踝之前。上循脛
上結内輔之下。上循陰股。結于陰器。絡諸筋。
其病足大指支内踝之前痛。内輔痛。陰股痛
轉筋。陰器不用。傷於内則不起。傷於寒則陰
縮入。傷於熱則縱挺不收。治在行水清陰氣。
其病轉筋者。治在燔鍼劫刺。以知爲數。以痛

爲輸命曰季秋痺也○手太陽之筋起于小指之上結于腕上循臂内廉結于肘内鋭骨之後彈之應小指之上入結于腋下其支者後走腋後廉上繞肩胛循脛出走太陽之前結于耳後完骨其支者入耳中直者出耳上下結于頷上屬目外眥其病小指支肘内鋭骨後廉痛循臂陰入腋下腋下痛腋後廉痛繞肩胛引頸而痛應耳中鳴痛引頷目瞑良

久乃得視頸筋急則爲筋瘻頸腫寒熱在頸者治在燔鍼劫刺之以知爲數以痛爲輸其爲腫者復而銳之本支者上曲牙循耳前屬目外眥上頷結于角其痛當所過者支轉筋治在燔鍼劫刺以知爲數以痛爲輸名曰仲夏痺也○手少陽之筋起于小指次指之端結于腕中循臂結于肘上繞臑外廉上肩走頸合手太陽其支者當曲頰入繫舌本其支

者上曲牙循耳前屬目外眥上乘頷結于角其病當所過者即支轉筋舌卷治在燔鍼劫刺以知爲數以痛爲輸名曰季夏痺也○手陽明之筋起于大指次指之端結于腕上循臂上結于肘外上臑結于髃其支者繞肩胛挾脊直者從肩髃上頸其支者上頰結于頄直者上出手太陽之前上左角絡頭下右頷其病當所過者支痛及轉筋肩不舉頸不可

左右視治在燔鍼劫刺以知爲數以痛爲輸名曰孟夏痺也○手太陰之筋起于大指之上循指上行結于魚後行寸口外側上循臂結肘中上臑内廉入腋下出缺盆結肩前髃上結缺盆下結胷裏散貫賁合賁下抵季脇其病當所過者支轉筋痛甚成息賁脇急吐血治在燔鍼劫刺以知爲數以痛爲輸名曰仲冬痺也○手心主之筋起于中指與太陰

之筋並行結于肘内廉上臂陰結腋下下散前後挾脇其支者入腋散胷中結于臂其病當所過者支轉筋前及胷痛息賁治在燔鍼劫刺以知爲數以痛爲輸名曰孟冬痺也○

手少陰之筋起于小指之内側結于鋭骨上結肘内廉上入腋交太陰挾乳裏結于胷中循臂下繫于臍其病内急心承伏梁下爲肘網其病當所過者支轉筋筋痛治在燔鍼劫

刺以知為數以痛為輸其成伏梁唾血膿者。死不治經筋之病寒則反折筋急熱則筋弛縱不收陰痿不用陽急則反折陰急則俛不伸焠刺者刺寒急也熱則筋縱不收無用燔鍼名曰季冬痺也○足之陽明手之太陽筋急則口目為噼眥急不能卒視治皆如右方也。

頄音求

○骨度第十四

黄帝問于伯高曰。脉度言經脉之長短。何以立之。伯高曰。先度其骨節之大小廣狹長短。而脉度定矣。黄帝曰。願聞衆人之度。人長七尺五寸者。其骨節之大小長短各幾何。伯高曰。頭之大骨圍二尺六寸。胷圍四尺五寸。腰圍四尺二寸。髮所覆者。顱至項尺二寸。髮以下至頤。長一尺。君子終折結喉以下至缺盆中。長四寸。缺盆以下至髑骬。長九寸。過則肺大。不滿則肺小。髑骬以下至天樞。長八寸。過則胃大。不及則胃小。天樞以下至橫骨。長六寸半。過則迴腸廣長。不滿則狹短。橫骨長六寸半。橫骨上廉以下至內輔之上廉。長一尺八寸。內輔之上廉以下至下廉。長三寸半。內輔下廉下至內踝。長一尺三寸。內踝以下至地。長三寸。膝膕以下至跗屬。長一尺六寸。跗屬以下至地。長三寸。故骨圍大則太過。小則不及角。以下至柱骨長一尺。行腋中不見者。長四寸。腋以下至季脇長一尺二寸。季脇以下至髀樞長六寸。髀樞以下至膝中長一尺九寸。膝以下至外踝長一尺六寸。外踝以下至京骨長三寸。京骨以下至地長一寸。耳後當完骨者廣九寸。耳前當耳門者廣一尺三寸。兩顴之間相去七寸。兩乳之間廣九寸半。兩髀之間廣六寸半。足長一尺二寸。廣四寸半肩至肘長一尺七寸肘至腕長一尺二寸半腕至中指本節長四寸本節至其末長四寸半項髮以下至背骨長二寸半膂骨以下至尾骶二十一節長三尺上節長一寸四分分之一奇分在下故上七節至于膂骨九寸八分分之七此衆人骨之度也所以立經脉之長短也是故視其經脉之在于身也其見浮而堅其見明而大者多血細而沉者多氣

也。

𩩲骬上許竭切又許伐切下云居切髀步米切殿也

○五十營第十五

黃帝曰。余願聞五十營。奈何。岐伯荅曰。天周二十八宿。宿三十六分。人氣行一周。千八分。日行二十八宿。人經脉上下左右前後二十八脉。周身十六丈二尺。以應二十八宿。漏水下百刻。以分晝夜。故人一呼。脉再動。氣行三寸。一吸脉亦再動。氣行三寸。呼吸定息。氣行六寸。十息氣行六尺。日行二分。二百七十息氣行十六丈二尺。氣行交通于中一周于身下水二刻。日行二十五分。五百四十息氣行再周于身。下水四刻。日行四十分。二千七百息。氣行十周于身。下水二十刻。日行五宿二十分。一萬三千五百息。氣行五十營于身。水下百刻。日行二十八宿。漏水皆盡。脉終矣。所

謂交通者幷行一數也故五十營備得盡天地之壽矣凡行八百一十丈也

○營氣第十六

黃帝曰營氣之道内穀爲寶穀入于胃乃傳之肺流溢于中布散于外精專者行于經隧常營無已終而復始是謂天地之紀故氣從太陰出注手陽明上行注足陽明下行至跗上注大指間與太陰合上行抵髀從脾注心

中循手少陰出腋下臂注小指合手太陽上
行乘腋出䪼內注目內眥上巔下項合足太
陽循脊下尻下行注小指之端循足心注足
少陰上行注腎從腎注心外散于胷中循心
主脉出腋下臂出兩筋之間入掌中出中指
之端還注小指次指之端合手少陽上行注
膻中散于三焦從三焦注膽出脇注足少陽
下行至跗上復從跗注大指間合足厥陰上

行至肝。從肝上注肺。上循喉嚨。入頏顙之竅。究于畜門。其支別者。上額。循巔。下項中。循脊。入骶。是督脉也。絡陰器。上過毛中。入臍中。上循腹裏。入缺盆。下注肺中。復出太陰。此營氣之所行也。逆順之常也。

濁者一本作淖滑利也　入骶音氐

○脉度第十七

黃帝曰。願聞脉度。岐伯荅曰。手之六陽。從手至頭。長五尺。五六三丈。手之六陰。從手至胷中。三尺五寸。三六一丈八尺。五六三尺。合二丈一尺。足之六陽。從足上至頭。八尺。六八四丈八尺。足之六陰。從足至胷中。六尺五寸。六六三丈六尺。五六三尺。合三丈九尺。蹻脉從足至目。七尺五寸。二七一丈四尺。二五一尺。合一丈五尺。督脉任脉。各四尺五寸。二四八尺。二五一尺。合九尺。凡都合一十六丈二尺。

此氣之大經隧也。經脉爲裏，支而横者爲絡，絡之别者爲孫，盛而血者疾誅之，盛者寫之，虚者飲藥以補之。五藏常内閲于上七竅也。故肺氣通於鼻，肺和則鼻能知臭香矣。心氣通于舌，心和則舌能知五味矣。肝氣通于目，肝和則目能辨五色矣。脾氣通于口，脾和則口能知五穀矣。腎氣通于耳，腎和則耳能聞五音矣。五藏不和則七竅不通，六府不和則留爲癰故邪在府則陽脉不和陽脉不和則氣留之氣留之則陽氣盛矣陽氣太盛則陰不利陰脉不利則血留之血留之則陰氣盛矣陰氣太盛則陽氣不能榮也故曰關陽氣太盛則陰氣弗能榮也故曰格陰陽俱盛不得相榮故曰關格關格者不得盡期而死也

黃帝曰蹻脉安起安止何氣榮水岐伯荅曰蹻脉者少陰之別起于然骨之後上内踝之

上直上循陰股入陰上循胷裏入缺盆上出人迎之前入頄屬目内眥合于太陽陽蹻而上行氣并相還則爲濡目氣不榮則目不合

黄帝曰氣獨行五藏不榮六府何也岐伯荅曰氣之不得無行也如水之流如日月之行不休故陰脉榮其藏陽脉榮其府如環之無端莫知其紀終而復始其流溢之氣内溉藏府外濡腠理黄帝曰蹻脉有陰陽何脉當其

數。岐伯荅曰。男子數其陽。女子數其陰。當數者爲經。其不當數者爲絡也。

蹻脉 渠略切 經隧 音遂又音喬 經隧

〇營衛生會第十八

黄帝問于岐伯曰。人焉受氣。陰陽焉會。何氣爲營。何氣爲衛。營安從生。衛于焉會。老壯不同氣。陰陽異位。願聞其會。岐伯荅曰。人受氣于穀。穀入于胃。以傳與肺。五藏六府。皆以受氣其清者爲營濁者爲衛營在脉中衛在脉外營周不休五十而復大會陰陽相貫如環無端衛氣行于陰二十五度行于陽二十五度分爲晝夜故氣至陽而起至陰而止故曰日中而陽隴爲重陽夜半而陰隴爲重陰故太陰主内太陽主外各行二十五度分爲晝夜夜半爲陰隴夜半後而爲陰衰平旦陰盡而陽受氣矣日中爲陽隴日西而陽衰日入

陽盡而陰受氣矣夜半而大會萬民皆臥命曰合陰平旦陰盡而陽受氣如是無已與天地同紀黃帝曰老人之不夜瞑者何氣使然少壯之人不晝瞑者何氣使然歧伯荅曰壯者之氣血盛其肌肉滑氣道通營衛之行不失其常故晝精而夜瞑老者之氣血衰其肌肉枯氣道澀五藏之氣相搏其營氣衰少而衛氣內伐故晝不精夜不瞑黃帝曰願聞營

衛之所行。皆何道從來。岐伯答曰。營出于中
焦。衛出于下焦。黃帝曰。願聞三焦之所出。岐
伯答曰。上焦出于胃上口。並咽以上。貫膈而
布胷中。走腋。循太陰之分而行。還至陽明。上
至舌。下足陽明。常與營俱行于陽二十五度。
行于陰亦二十五度。一周也。故五十度而復
大會于手太陰矣。黃帝曰。人有熱飲食下胃。
其氣未定。汗則出。或出于面。或出于背。或出

于身半其不循衛氣之道而出何也岐伯曰此外傷于風内開腠理毛蒸理泄衛氣走之固不得循其道此氣慓悍滑疾見開而出故不得從其道故命曰漏泄黃帝曰願聞中焦之所出岐伯荅曰中焦亦並胃中出上焦之後此所受氣者泌糟粕蒸津液化其精微上注于肺脈乃化而爲血以奉生身莫貴于此故獨得行于經隧命曰營氣黃帝曰夫血之

與氣異名同類何謂也岐伯荅曰營衛者精氣也血者神氣也故血之與氣異名同類焉故奪血者無汗奪汗者無血故人生有兩死而無兩生黄帝曰願聞下焦之所出岐伯荅曰下焦者別迴腸注于膀胱而滲入焉故水穀者常幷居于胃中成糟粕而俱下于大腸而成下焦滲而俱下濟泌別汁循下焦而滲入膀胱焉黄帝曰人飲酒酒亦入胃穀未熟

而小便獨先下何也岐伯荅曰酒者熟穀之液也其氣悍以清故後穀而入先穀而液出焉黄帝曰善余聞上焦如霧中焦如漚下焦如瀆此之謂也

○四時氣第十九

黄帝問于岐伯曰夫四時之氣各不同形百病之起皆有所生灸刺之道何者爲定（一本作實）

岐伯荅曰四時之氣各有所在灸刺之道得

氣穴爲定。故春取經血脉分肉之間，甚者深刺之。間者淺刺之。夏取盛經孫絡，取分間絕皮膚。秋取經腧，邪在府，取之合。冬取井榮，必深以留之。溫瘧汗不出，爲五十九痏。風㽷膚脹，爲五十七痏，取皮膚之血者，盡取之。飧泄補三陰之上，補陰陵泉，皆久留之，熱行乃止。轉筋于陽治其陽，轉筋于陰治其陰，皆卒刺之。徒㽷，先取環谷下三寸，以鈹鍼鍼之，已刺

而筩之而内之入而復之以盡其𤸎必堅來
緩則煩悗來急則安靜間日一刺之𤸎盡乃
止飲閉藥方刺之時徒飲之方飲無食方食
無飲無食他食百三十五日著痺不去久寒
不已卒取其三里骨爲幹腸中不便取三里
盛瀉之虚補之癘風者素刺其腫上已刺以
鋭鍼鍼其處按出其惡氣腫盡乃止常食方
食無食他食腹中常鳴氣上衝胷喘不能久

立邪在大腸刺肓之原巨虛上廉三里小腹
控睾引腰脊上衝心邪在小腸者連睾系屬
于脊貫肝肺絡心系氣盛則厥逆上衝腸胃
熏肝散于肓結于臍故取之肓原以散之刺
太陰以予之取厥陰以下之取巨虛下廉以
去之按其所過之經以調之善嘔嘔有苦長
太息心中憺憺恐人將捕之邪在膽逆在胃
膽液泄則口苦胃氣逆則嘔苦故曰嘔膽取

三里以下胃氣逆則刺少陽血絡以閉膽逆
却調其虚實以去其邪飲食不下膈塞不通
邪在胃脘在上脘則刺抑而下之在下脘則
散而去之小腹痛腫不得小便邪在三焦約
取之太陽大絡視其絡脉與厥陰小絡結而
血者腫上及胃脘取三里覩其色察其以知
其散復者視其目色以知病之存亡也一其
形聽其動靜者持氣口人迎以視其脉堅且

盛且滑者。病日進。脉軟者。病將下。諸經實者。病三日已。氣口候陰。人迎候陽也。

風痳尸類切 [illegible]音同 著痹上直略切下音閉 鍉鍼上余惠切芒也

黄帝素問靈樞經卷之四

○五邪第二十

邪在肺則病皮膚痛寒熱上氣喘汗出欬動肩背取之膺中外腧背三節五藏一本作五顀又五節之傍以手疾按之快然乃刺之取之缺盆中以越之邪在肝則兩脇中痛寒中惡血在內行善掣節時脚腫取之行間以引脇下補三里以溫胃中取血脉以散惡血取耳間青脉

以去其掣。邪在脾胃，則病肌肉痛。陽氣有餘，陰氣不足，則熱中善饑；陽氣不足，陰氣有餘，則寒中腸鳴腹痛；陰陽俱有餘，若俱不足，則有寒有熱，皆調于三里。邪在腎，則病骨痛陰痹。陰痹者，按之而不得，腹脹腰痛，大便難，肩背頸項痛，時眩。取之湧泉、崑崙，視有血者盡取之。邪在心，則病心痛喜悲，時眩仆，視有餘不足而調之其輸也。

顀音椎

○寒熱病第二十一

皮寒熱者，不可附席，毛髮焦，鼻槁腊，不得汗。取三陽之絡，以補手太陰。肌寒熱者，肌痛，毛髮焦而脣槁腊，不得汗。取三陽于下，以去其血者，補足太陰，以出其汗。骨寒熱者，病無所安，汗注不休。齒未槁，取其少陰于陰股之絡；齒已槁，死不治。骨厥亦然。骨痹，舉節不用而痛，汗注煩心，取三陰一本作三陽之經，補之。身有所傷血出多及中風寒若有所墮墜四支懈惰不收名曰體惰取其小腹臍下三結交三結交者陽明大陰也臍下三寸關元也厥痺者厥氣上及腹取陰陽之絡視主病也寫陽補陰經也頸側之動脉人迎人迎足陽明也在嬰筋之前嬰筋之後手陽明也名曰扶突次脉足少陽脉也名曰天牖次脉足太陽也名曰天柱腋下動脉臂太陰也名曰天府陽

迎頭痛。胃滿不得息。取之人迎。暴瘖氣鞕。取扶突與舌本出血。暴聾氣蒙。耳目不明。取天牖。暴攣癇眩。足不任身。取天柱。暴癉內逆。肝肺相搏。血溢鼻口。取天府。此爲天牖五部。臂陽明有入頄徧齒者。名曰大迎。下齒齲取之。臂惡寒補之。不惡寒寫之。足太陽有入頄徧齒者。名曰角孫。上齒齲取之。在鼻與頄前。方病之時其脉盛。盛則寫之。虛則補之。一曰取之出鼻外足陽明有挾鼻入于面者名曰懸顱屬口對入繫目本視有過者取之損有餘益不足反者益其足太陽有通項入于腦者正屬目本名曰眼系頭目苦痛取之在項中兩筋間入腦乃別陰蹻陽蹻陰陽相交陽入陰陰出陽交于目銳眥陽氣盛則瞋目陰氣盛則瞑目熱厥取足太陰少陽皆留之寒厥取足陽明少陰于足皆留之舌縱涎下煩悗

取足少陰振寒洒洒鼓頷不得汗出腹脹煩悗取手太陰刺虛者刺其去也刺實者刺其來也春取絡脉夏取分腠秋取氣口冬取經輸凡此四時各以時爲齊絡脉治皮膚分腠治肌肉氣口治筋脉經輸治骨髓五藏身有五部伏兔一腓二腓者腨也背三五藏之腧四項五此五部有癰疽者死病始手臂者先取手陽明太陰而汗出病始頭首者先取項

太陽而汗出。病始足胻者，先取足陽明而汗出；臂太陰可汗出，足陽明可汗出。故取陰而汗出甚者，止之于陽；取陽而汗出甚者，止之於陰。凡刺之害，中而不去則精泄，不中而去則致氣。精泄則病甚而恇，致氣則生爲癰疽也。

槁腊下思亦切　齲丘禹切，齲齒蠹也　頄逵仇二音，面顴也　悗音悶　腓音肥

○癲狂第二十二

目眥外決于面者。爲銳眥。在內近鼻者。爲內眥。上爲外眥。下爲內眥。癲疾始生。先不樂。頭重痛。視舉目赤。甚作極。已而煩心。候之于顔。取手太陽陽明太陰。血變而止。癲疾始作而引口啼呼喘悸者。候之手陽明太陽。左強者攻其右。右強者。攻其左。血變而止。癲疾始作。先反僵。因而脊痛。候之足太陽陽明太陰手太陽。血變而止。治癲疾者。常與之居。察其所

當取之處病至視之有過者寫之置其血于
瓠壺之中至其發時血獨動矣不動灸窮骨
二十壯窮骨者骶骨也骨癲疾者顑齒諸腧
分肉皆滿而骨居汗出煩悗嘔多沃沫氣下
泄不治筋癲疾者身倦攣急大刺項大經之
大杼脉嘔多沃沫氣下泄不治脉癲疾者暴
仆四肢之脉皆脹而縱脉滿盡刺之出血不
滿灸之挾項太陽灸帶脉于腰相去三寸諸

分肉本輸嘔多沃沫氣下泄不治癲疾者疾發如狂者死不治狂始生先自悲也喜忘苦怒善恐者得之憂饑治之取手太陰陽明血變而止及取足太陰陽明狂始發少臥不饑自高賢也自辯智也自尊貴也善罵詈日夜不休治之取手陽明太陽太陰舌下少陰視之盛者皆取之不盛釋之也狂言驚善笑好歌樂妄行不休者得之大恐治之取手陽明

太陽太陰狂目妄見耳妄聞善呼者少氣之所生也治之取手太陽太陰陽明足太陰頭兩顑狂者多食善見鬼神善笑而不發于外者得之有所大喜治之取足太陰太陽陽明後取手太陰太陽陽明狂而新發未應如此者先取曲泉左右動脉及盛者見血有頃已不已以法取之灸骨骶二十壯風逆暴四肢腫身漯漯唏然時寒饑則煩飽則善變取手

大陰表裏足少陰陽明之經肉清取滎骨清取井經也厥逆爲病也足暴清胷若將裂腸若將以刀切之煩而不能食脉大小皆濇煖取足少陰清取足陽明清則補之溫則寫之厥逆腹脹滿腸鳴胷滿不得息取之下胷二脇欬而動手者與背腧以手按之立快者是也內閉不得溲刺足少陰太陽與骶上以長鍼氣逆則取其太陰陽明厥陰甚取少陰陽

明動者之經也少氣身漯漯也言吸吸也骨痠體重懈惰不能動補足少陰短氣息短不屬動作氣索補足少陰去血絡也

倦攣上音權 顑口感切面黃起行 唏許几切笑也

○熱病第二十三

偏枯身偏不用而痛言不變志不亂病在分腠之間巨鍼取之益其不足損其有餘乃可復也痱之爲病也身無痛者四肢不收智亂

不甚其言微知可治甚則不能言不可治也病先起于陽後入于陰者先取其陽後取其陰浮而取之熱病三日而氣口靜人迎躁者取之諸陽五十九刺以寫其熱而出其汗實其陰以補其不足者身熱甚陰陽皆靜者勿刺也其可刺者急取之不汗出則泄所謂勿刺者有死徵也熱病七日八日脉口動喘而短（一本作弦）者急刺之汗且自出淺刺手大指間

熱病七日八日，脉微小，病者溲血，口中乾，一日半而死。脉代者，一日死。熱病已得汗出，而脉尚躁，喘且復熱，勿刺膚，喘甚者死。熱病七日八日，脉不躁，躁不散數，後三日中有汗；三日不汗，四日死。未曾汗者，勿腠刺之。熱病先膚痛，窒鼻充面，取之皮，以第一鍼，五十九，苛軫鼻，索皮于肺，不得，索之火，火者，心也。熱病先身濇，倚而熱，煩悗，乾脣口嗌，取之皮，以第一鍼五十九膚脹口乾寒汗出索脉于心不得索之水水者腎也熱病嗌乾多飲善驚臥不能起取之膚肉以第六鍼五十九目眥青索肉于脾不得索之木木者肝也熱病面青腦痛手足躁取之筋間以第四鍼于四逆筋躄目浸索筋于肝不得索之金金者肺也熱病數驚瘛瘲而狂取之脉以第四鍼急寫有餘者癲疾毛髮去索血于心不得索之水水

者腎也熱病身重骨痛耳聾而好瞑取之骨
以第四鍼五十九刺骨病不食齧齒耳青索
骨于腎不得索之土土者脾也熱病不知所
痛耳聾不能自收口乾陽熱甚陰頗有寒者
熱在髓死不可治熱病頭痛顳顬目瘛脉痛
善衄厥熱病也取之以第三鍼視有餘不足
寒熱痔熱病體重腸中熱取之以第四鍼於
其腧及下諸指間索氣于胃胳得氣也熱病

挾臍急痛胷脇滿取之湧泉與陰陵泉取以第四鍼鍼嗌裏熱病而汗且出及脉順可汗者取之魚際大淵大都大白寫之則熱去補之則汗出汗出大甚取內踝上横脉以止之熱病已得汗而脉尚躁盛此陰脉之極也死其得汗而脉靜者生熱病者脉尚盛躁而不得汗者此陽脉之極也死脉盛躁得汗靜者生熱病不可刺者有九一曰汗不出大顴發

赤噦者死。二曰泄而腹滿甚者死。三曰目不明熱不已者死。四曰老人嬰兒熱而腹滿者。死。五曰汗不出嘔下血者死。六曰舌本爛熱不已者死。七曰欬而衄汗不出出不至足者。死。八曰髓熱者死。九曰熱而痙者死。腰折瘈瘲齒噤齘也。凡此九者不可刺也。所謂五十九刺者。兩手外内側各三。凡十二痏。五指間各一。凡八痏。足亦如是。頭入髮一寸傍三分各三凡六痏更入髮三寸邊五凡十痏耳前後口下者各一項中一凡六痏巔上一顖會一髮際一廉泉一風池二天柱二氣滿胷中喘息取足太陰大指之端去爪甲如薤葉寒則留之熱則疾之氣下乃止心疝暴痛取足太陰厥陰盡刺去其血絡喉痺舌卷口中乾煩心心痛臂內廉痛不可及頭取手小指次指爪甲下去端如韭葉目中赤痛從內眥始

取之陰蹻。風痓身反折。先取足太陽及膕中及血絡出血。中有寒。取三里。癃。取之陰蹻及三毛上及血絡出血。男子如蠱。女子如怚。身體腰脊如解。不欲飲食。先取湧泉見血。視跗上盛者。盡見血也。

痱音肥　痓巨井切　噤巨禁切　齘音介

○厥病第二十四

厥頭痛。面若腫起而煩心。取之足陽明太陰。

厥頭痛頭脉痛心悲善泣視頭動脉反盛者刺盡去血後調足厥陰厥頭痛貞貞頭重而痛寫頭上五行行五先取手少陰後取足少陰厥頭痛意善忘按之不得取頭面左右動脉後取足太陰厥頭痛項先痛腰脊爲應先取天柱後取足太陽厥頭痛頭痛甚耳前後脉湧有熱（一本云有動脉）寫出其血後取足少陽眞頭痛頭痛甚腦盡痛手足寒至節死不治頭

痛不可取于腧者有所擊墮惡血在于内若肉傷痛未已可則刺不可遠取也頭痛不可刺者大痺爲惡日作者可令少愈不可已頭半寒痛先取手少陽陽明後取足少陽陽明厥心痛與背相控善瘛如從後觸其心傴僂者腎心痛也先取京骨崑崙發狂不已取然谷厥心痛腹脹胷滿心尤痛甚胃心痛也取之大都大白厥心痛痛如以錐鍼刺其心心

痛甚者脾心痛也取之然谷大谿厥心痛色蒼蒼如死狀終日不得太息肝心痛也取之行間大衝厥心痛臥若徒居心痛間動作痛益甚色不變肺心痛也取之魚際大淵真心痛手足清至節心痛甚旦發夕死夕發旦死心痛不可刺者中有盛聚不可取于腧腸中有蟲瘕及蛟蛕皆不可取以小鍼心腸痛憹作痛腫聚往來上下行痛有休止腹熱喜渴

涎出者是蛟蛕也以手聚按而堅持之無令得移以大鍼刺之久持之蟲不動乃出鍼也恚腹憹痛形中上者耳聾無聞取耳中耳鳴取耳前動脉耳痛不可刺者耳中有膿若有乾耵聹耳無聞也耳聾取手小指次指爪甲上與肉交者先取手後取足耳鳴取手中指爪甲上左取右右取左先取手後取足足髀不可舉側而取之在樞合中以員利鍼大鍼

不可刺。病注下血。取曲泉。風痺淫濼。病不可已者。足如履冰。時如入湯中。股脛淫濼。煩心頭痛。時嘔時悗。眩已汗出。久則目眩。悲以喜恐。短氣。不樂。不出三年死也。

貞貞都耕切　懹乃老切　恲音烹　耵聹上都領切耳中垢也下乃頂切

○病本第二十五

先病而後逆者。治其本。先逆而後病者。治其本先寒而後生病者，治其本；先病而後生寒者，治其本；先熱而後生病者，治其本；先泄而後生他病者，治其本，必且調之，乃治其他病。先病而後中滿者，治其標；先病後泄者，治其本；先中滿而後煩心者，治其本。有客氣，有同氣。大小便不利，治其標；大小便利，治其本。病發而有餘，本而標之，先治其本，後治其標；病發而不足，標而本之，先治其標，後治其本。謹

詳察間甚以意調之間者并行甚爲獨行先小大便不利而後生他病者治其本也

○雜病第二十六

厥挾脊而痛者至頂頭沈沈然目𥆨𥆨然腰脊強取足太陽膕中血絡厥胷滿面腫脣漯漯然暴言難甚則不能言取足陽明厥氣走喉而不能言手足清大便不利取足少陰厥而腹嚮嚮然多寒氣腹中穀穀便溲難取足

太陰嗌乾口中熱如膠取足少陰膝中痛取犢鼻以員利鍼發而間之鍼大如氂刺膝無疑喉痺不能言取足陽明能言取手陽明瘧不渴間日而作取足陽明渴而日作取手陽明齒痛不惡清飲取足陽明惡清飲取手陽明聾而不痛者取足少陽聾而痛者取手陽明衄而不止衃血流取足太陽衃血取手太陽不已刺宛骨下不已刺膕中出血腰痛痛

上寒。取足太陽陽明。痛上熱。取足厥陰。不可以俛仰。取足少陽。中熱而喘。取足少陰膕中血絡。喜怒而不欲食。言益小。刺足太陰。怒而多言。刺足少陽。顑痛。刺手陽明與顑之盛脉出血。項痛不可俛仰。刺足太陽。不可以顧。刺手太陽也。小腹滿大。上走胃。至心。淅淅身時寒熱。小便不利。取足厥陰。腹滿。大便不利。腹大。亦上走胷嗌。喘息喝喝然。取足少陰。腹滿食不化。腹嚮嚮然不能大便。取足太陰。心痛引腰脊欲嘔。取足少陰。心痛腹脹嗇嗇然大便不利。取足太陰。心痛引背不得息。刺足少陰。不已。取手少陽。心痛引小腹滿上下無常處。便溲難。刺足厥陰。心痛但短氣不足以息。刺手太陰。心痛當九節刺之。按已刺。按之立已。不已。上下求之。得之立已。顑痛刺足陽明曲周動脉見血。立已。不已。按人迎于經。立已。

氣逆上。刺膺中陷者與下胷動脈。腹痛刺臍左右動脈。已刺按之。立已。不已刺氣街。已刺按之。立已。痿厥爲四末束悗。乃疾解之。日二。不仁者。十日而知。無休。病已止。歲以草刺鼻。嚏。嚏而已。無息而疾迎引之。立已。大驚之。亦可已。

嚮音響 縠音斛

○周痹第二十七

黃帝問于岐伯曰。周痺之在身也。上下移徙隨脉。其上下左右相應。間不容空。願聞此痛。在血脉之中邪。將在分肉之間乎。何以致是。其痛之移也。間不及下鍼。其慉痛之時。不及定治。而痛已止矣。何道使然。願聞其故。岐伯荅曰。此衆痺也。非周痺也。黃帝曰。願聞衆痺。岐伯對曰。此各在其處。更發更止。更居更起。以右應左。以左應右。非能周也。更發更休也。

黄帝曰善刺之奈何岐伯對曰刺此者痛雖已止必刺其處勿令復起帝曰善願聞周痹何如岐伯對曰周痹者在于血脉之中隨脉以上隨脉以下不能左右各當其所黄帝曰刺之奈何岐伯對曰痛從上下者先刺其下以過一作遏下同之後刺其上以脱之痛從下上者先刺其上以過之後刺其下以脱之黄帝曰善此痛安生何因而有名岐伯對曰風寒

濕氣客于外分肉之間。迫切而爲沫。沫得寒則聚。聚則排分肉而分裂也。分裂則痛。痛則神歸之。神歸之則熱。熱則痛解。痛解則厥。厥則他痺發。發則如是。帝曰善。余已得其意矣。此内不在藏。而外未發于皮。獨居分肉之間。眞氣不能周。故命曰周痺。故刺痺者。必先切循其下之六經。視其虚實。及大絡之血結而不通。及虚而脉陷空者而調之。熨而通之。其

瘛堅轉引而行之。黄帝曰：善。余已得其意矣，亦得其事也。九者，經巽之理，十二經脉陰陽之病也。瘛許六切

○口問第二十八

黄帝閒居，辟左右而問于岐伯曰：余已聞九鍼之經，論陰陽逆順，六經已畢，願得口問。岐伯避席再拜曰：善乎哉問也，此先師之所口傳也。黄帝曰：願聞口傳。岐伯荅曰：夫百病之

始生也。皆生于風雨寒暑。陰陽喜怒。飲食居處。大驚卒恐。則血氣分離。陰陽破敗。經絡厥絶。脉道不通。陰陽相逆。衛氣稽留。經脉虛空。血氣不次。乃失其常。論不在經者。請道其方。黃帝曰。人之欠者。何氣使然。岐伯荅曰。衛氣晝日行于陽。夜半則行于陰。陰者主夜。夜者卧。陽者主上。陰者主下。故陰氣積于下。陽氣未盡。陽引而上。陰引而下。陰陽相引。故數欠。

陽氣盡陰氣盛則目瞑陰氣盡而陽氣盛則寤矣寫足少陰補足太陽黃帝曰人之噦者何氣使然歧伯曰穀入于胃胃氣上注于肺今有故寒氣與新谷氣俱還入于胃新故相亂眞邪相攻氣幷相逆復出于胃故爲噦補手太陰寫足少陰黃帝曰人之唏者何氣使然歧伯曰此陰氣盛而陽氣虛陰氣疾而陽氣徐陰氣盛而陽氣絶故爲唏補足太陽寫

足少陰。黄帝曰：人之振寒者，何氣使然？岐伯曰：寒氣客于皮膚，陰氣盛，陽氣虚，故爲振寒寒慄，補諸陽。黄帝曰：人之噫者，何氣使然？岐伯曰：寒氣客于胃，厥逆從下上散，復出于胃，故爲噫。補足太陰陽明。一曰補眉本也。黄帝曰：人之嚔者，何氣使然？岐伯曰：陽氣和利，滿于心，出于鼻，故爲嚔。補足太陽榮眉本。一曰眉上也。黄帝曰：人之嚲者，何氣使然？岐伯曰：

胃不實則諸脉虚諸脉虚則筋脉懈惰筋脉懈惰則行陰用力氣不能復故爲癉因其所在補分肉間黄帝曰人之哀而泣涕出者何氣使然岐伯曰心者五藏六府之主也目者宗脉之所聚也上液之道也口鼻者氣之門戸也故悲哀愁憂則心動心動則五藏六府皆摇摇則宗脉感宗脉感則液道開液道開故泣涕出焉液者所以灌精濡空竅者也故

上液之道開則泣泣不止則液竭液竭則精不灌精不灌則目無所見矣故命曰奪精補天柱經俠頸黄帝曰人之太息者何氣使然岐伯曰憂思則心系急心系急則氣道約約則不利故太息以伸出之補手少陰心主足少陽留之也黄帝曰人之涎下者何氣使然岐伯曰飲食者皆入于胃胃中有熱則蟲動蟲動則胃緩胃緩則廉泉開故涎下補足少

陰黃帝曰人之耳中鳴者何氣使然歧伯曰耳者宗脉之所聚也故胃中空則宗脉虚虚則下溜脉有所竭者故耳鳴補客主人手大指爪甲上與肉交者也黃帝曰人之自囓舌者何氣使然此厥逆走上脉氣輩至也少陰氣至則囓舌少陽氣至則囓頰陽明氣至則囓脣矣視主病者則補之凡此十二邪者皆奇邪之走空竅者也故邪之所在皆爲不足

故上氣不足，腦爲之不滿，耳爲之苦鳴，頭爲之苦傾，目爲之眩。中氣不足，溲便爲之變，腸爲之苦鳴。下氣不足，則乃爲痿厥心悗。補足外踝下留之。黃帝曰：治之奈何？岐伯曰：腎主爲欠，取足少陰。肺主爲噦，取手太陰足少陰。唏者，陰與陽絶，故補足太陽，寫足少陰。振寒者，補諸陽。噫者，補足太陰陽明。嚏者，補足太陽眉本。嚲，因其所在，補分肉間。泣出，補天柱經俠頭俠頸者頭中分也太息補手少陰心主足少陽留之涎下補足少陰耳鳴補客主人手大指爪甲上與肉交者自齧舌視主病者則補之目眩頭傾補足外踝下留之痿厥心悗刺足大指間上二寸留之一曰足外踝下留之

黄帝素問靈樞經卷之五

黄帝素問靈樞經卷之六

○師傳第二十九

黄帝曰。余聞先師有所心藏。弗著于方。余願聞而藏之。則而行之。上以治民。下以治身。使百姓無病。上下和親。德澤下流。子孫無憂。傳于後世。無有終時。可得聞乎。岐伯曰。遠乎哉問也。夫治民與自治。治彼與治此。治小與治大。治國與治家。未有逆而能治之也。夫惟順而已矣順者非獨陰陽脉論氣之逆順也百姓人民皆欲順其志也黄帝曰順之柰何岐伯曰入國問俗入家問諱上堂問禮臨病人問所便黄帝曰便病人柰何岐伯曰夫中熱消癉則便寒寒中之屬則便熱胃中熱則消穀令人縣心善饑臍以上皮熱腸中熱則出黄如糜臍以下皮寒胃中寒則腹脹腸中寒則腸鳴飧泄胃中寒腸中熱則脹而且泄胃

中熱腸中寒則疾饑小腹痛脹黃帝曰胃欲
寒饑腸欲熱飲兩者相逆便之奈何且夫王
公大人血食之君驕恣從欲輕人而無能禁
之禁之則逆其志順之則加其病便之奈何
治之何先岐伯曰人之情莫不惡死而樂生
告之以其敗語之以其善導之以其所便開
之以其所苦雖有無道之人惡有不聽者乎
黃帝曰治之奈何岐伯曰春夏先治其標後

治其本。秋冬先治其本。後治其標。黃帝曰。便其相逆者奈何。岐伯曰。便此者。食飲衣服。亦欲適寒溫。寒無凄愴。暑無出汗。食飲者。熱無灼灼。寒無滄滄。寒溫中適。故氣將持。乃不致邪僻也。黃帝曰。本藏以身形支節䐃肉。候五藏六府之小大焉。今夫王公大人。臨朝即位之君。而問焉。誰可捫循之。而後荅乎。岐伯曰。身形支節者。藏府之蓋也。非面部之閱也。黃帝曰。五藏之氣。閱于面者。余已知之矣。以肢節知而閱之奈何。岐伯曰。五藏六府者。肺爲之蓋。巨肩陷咽。候見其外。黃帝曰。善。岐伯曰。五藏六府。心爲之主。缺盆爲之道。骷骨有餘。以候髑骬。黃帝曰。善。岐伯曰。肝者主爲將。使之候外。欲知堅固。視目小大。黃帝曰。善。岐伯曰。脾者主爲衛。使之迎糧。視唇舌好惡。以知吉凶。黃帝曰。善。岐伯曰。腎者主爲外。使之遠聽視耳好惡以知其性黄帝曰善願聞六府之候岐伯曰六府者胃爲之海廣骸大頸張胷五穀乃容鼻隧以長以候大腸脣厚人中長以候小腸目下果大其膽乃横鼻孔在外膀胱漏泄鼻柱中央起三焦乃約此所以候六府者也上下三等藏安且良矣 便平聲

○决氣第三十

黄帝曰余聞人有精氣津液血脉余意以爲

一氣耳。今乃辨爲六名。余不知其所以然。岐伯曰。兩神相搏。合而成形。常先身生。是謂精。何謂氣。岐伯曰。上焦開發。宣五穀味。熏膚充身。澤毛。若霧露之溉。是謂氣。何謂津。岐伯曰。腠理發泄。汗出溱溱。是謂津。何謂液。岐伯曰。穀入氣滿。淖澤注于骨。骨屬屈伸。洩澤補益腦髓。皮膚潤澤。是謂液。何謂血。岐伯曰。中焦受氣取汁。變化而赤。是謂血。何謂脉。岐伯曰。

壅遏營氣令無所避是謂脉黄帝曰六氣者有餘不足氣之多少腦髓之虛實血脉之清濁何以知之岐伯曰精脱者耳聾氣脱者目不明津脱者腠理開汗大泄液脱者骨屬屈伸不利色夭腦髓消脛痠耳數鳴血脱者色白夭然不澤其脉空虛此其候也黄帝曰六氣者貴賤何如岐伯曰六氣者各有部主也其貴賤善惡可爲常主然五穀與胃爲大海

也。湊音臻

○腸胃第三十一

黃帝問于伯高曰。余願聞六府傳穀者。腸胃之小大長短受穀之多少奈何。伯高曰。請盡言之。穀所從出入淺深遠近長短之度。脣至齒長九分。口廣二寸半。齒以後至會厭深三寸半。大容五合。舌重十兩。長七寸。廣二寸半。咽門重十兩。廣一寸半。至胃長一尺六寸。胃紆曲屈伸之長二尺六寸大一尺五寸徑五寸大容三斗五升小腸後附脊左環迴周疊積其注于迴腸者外附于臍上迴運環十六曲大二寸半徑八分分之少半長三丈二尺迴腸當臍左環迴周葉積而下迴運環反十六曲大四寸徑一寸寸之少半長二丈一尺廣腸傳脊以受迴腸左環葉脊上下辟大八寸徑二寸寸之大半長二尺八寸腸胃所入

至所出長六丈四寸四分。廻曲環反。三十二曲也。

平人絶穀第三十二

黄帝曰。願聞人之不食。七日而死。何也。伯高曰。臣請言其故。胃大一尺五寸。徑五寸。長二尺六寸。横屈受水穀三斗五升。其中之穀。常留二斗。水一斗五升而滿。上焦泄氣。出其精微。慓悍滑疾。下焦下漑諸腸。小腸大二寸半。

徑八分分之少半，長三丈二尺，受穀二斗四
升，水六升三合合之大半。迴腸大四寸，徑一
寸寸之少半，長二丈一尺，受穀一斗，水七升
半。廣腸大八寸，徑二寸寸之大半，長二尺八
寸，受穀九升三合八分合之一。腸胃之長，凡
五丈八尺四寸，受水穀九斗二升一合合之
大半，此腸胃所受水穀之數也。平人則不然，
胃滿則腸虛，腸滿則胃虛，更虛更滿，故氣得

上下。五藏安定。血脉和利。精神乃居。故神者。水穀之精氣也。故腸胃之中。當留穀二斗。水一斗五升。故平人日再後。後二升半。一日中五升。七日五七三斗五升。而留水穀盡矣。故平人不食飲七日而死者。水穀精氣津液皆盡故也。

○海論第三十三

黄帝問于岐伯曰。余聞刺法于夫子。夫子之

所言。不離于營衛血氣。夫十二經脉者。内屬于府藏。外絡于肢節。夫子乃合之于四海乎。岐伯荅曰。人亦有四海。十二經水。經水者。皆注于海。海有東西南北。命曰四海。黄帝曰。以人應之奈何。岐伯曰。人有髓海。有血海。有氣海。有水穀之海。凡此四者。以應四海也。黄帝曰。遠乎哉。夫子之合人天地四海也。願聞應之奈何。岐伯荅曰。必先明知陰陽表裏滎輸

所在四海定矣黄帝曰定之奈何岐伯曰胃
者水穀之海其輸上在氣衝下至三里衝脉者
爲十二經之海其輸上在于大杼下出于巨
虚之上下廉膻中者爲氣之海其輸上在于
柱骨之上下前在于人迎腦爲髓之海其輸
上在于其蓋下在風府黄帝曰凡此四海者
何利何害何生何敗岐伯曰得順者生得逆
者敗知調者利不知調者害黄帝曰四海之

逆順奈何。岐伯曰。氣海有餘者。氣滿胸中。悗息面赤。氣海不足。則氣少不足以言。血海有餘。則常想其身大。怫然不知其所病。血海不足。亦常想其身小。狹然不知其所病。水穀之海有餘。則腹滿。水穀之海不足。則饑不受穀食。髓海有餘。則輕勁多力。自過其度。髓海不足。則腦轉耳鳴。脛痠眩冒。目無所見。懈怠安臥。黃帝曰。余已聞逆順。調之奈何。岐伯曰。審守其輸，而調其虛實，無犯其害，順者得復，逆者必敗。黄帝曰：善。

○五亂第三十四

黄帝曰：經脉十二者，别爲五行，分爲四時，何失而亂？何得而治？歧伯曰：五行有序，四時有分，相順則治，相逆則亂。黄帝曰：何謂相順？歧伯曰：經脉十二者，以應十二月。十二月者，分爲四時。四時者，春秋冬夏，其氣各異，營衛相隨陰陽已和清濁不相干如是則順之而治黃帝曰何謂逆而亂岐伯曰清氣在陰濁氣在陽營氣順脉衛氣逆行清濁相干亂于胷中是謂大悗故氣亂于心則煩心密嘿俛首靜伏亂于肺則俛仰喘喝接手以呼亂于腸胃則爲霍亂亂于臂脛則爲四厥亂于頭則爲厥逆頭重眩仆黃帝曰五亂者刺之有道乎岐伯曰有道以來有道以去審知其道是

謂身實。黃帝曰善。願聞其道。岐伯曰氣在于心者。取之手少陰心主之輸。氣在於肺者。取之手太陰滎足少陰輸。氣在于腸胃者。取之足太陰陽明。不下者。取之三里。氣在于頭者。取之天柱大杼。不知。取足太陽滎輸。氣在于臂足。取之先去血脉。後取其陽明少陽之滎輸。黃帝曰補寫奈何。岐伯曰徐入徐出。謂之導氣。補寫無形。謂之同精。是非有餘不足也。

亂氣之相逆也。黃帝曰。允乎哉道。明乎哉論。

請著之玉版。命曰治亂也。

○脹論第三十五

黃帝曰。脉之應于寸口。如何而脹。歧伯曰。其脉大堅以濇者。脹也。黃帝曰。何以知藏府之脹也。歧伯曰。陰爲藏。陽爲府。黃帝曰。夫氣之令人脹也。在于血脉之中耶。藏府之内乎。歧伯曰。三（一云二字）者皆存焉。然非脹之舍也。黃帝曰願聞脹之舍岐伯曰夫脹者皆在于藏府之外排藏府而郭胷脇脹皮膚故命曰脹黃帝曰藏府之在胷脇腹裏之内也若匣匱之藏禁器也各有次舍異名而同處一域之中其氣各異願聞其故黃帝曰未解其意再問岐伯曰夫胷腹藏府之郭也膻中者心主之宫城也胃者大倉也咽喉小腸者傳送也胃之五竅者閭里門戶也廉泉玉英者津液之

道也。故五藏六府者。各有畔界。其病各有形
狀。營氣循脉。衛氣逆爲脉脹。衛氣並脉循分
爲膚脹。三里而寫。近者一下。遠者三下。無問
虛實。工在疾寫。黃帝曰。願聞脹形。歧伯曰。夫
心脹者。煩心短氣。臥不安。肺脹者。虛滿而喘
欬。肝脹者。脇下滿而痛引小腹。脾脹者。善噦。
四肢煩悗。體重不能勝衣。臥不安。腎脹者。腹
滿引背。央央然腰髀痛。六府脹。胃脹者。腹滿。

胃脘痛。鼻聞焦臭。妨于食。大便難。大腸脹者。腸鳴而痛濯濯。冬日重感于寒。則飧泄不化。小腸脹者。少腹䐜脹。引腰而痛。膀胱脹者。少腹滿而氣癃。三焦脹者。氣滿于皮膚中。輕輕然而不堅。膽脹者。脇下痛脹。口中苦。善太息。

凡此諸脹者。其道在一。明知逆順。鍼數不失。寫虛補實。神去其室。致邪失正。眞不可定。麤之所敗。謂之天命。補虛寫實。神歸其室。久塞其空謂之良工黃帝曰脹者焉生何因而有岐伯曰衛氣之在身也常然並脉循分肉行有逆順陰陽相隨乃得天和五藏更始四時循序五穀乃化然後厥氣在下營衛留止寒氣逆上眞邪相攻兩氣相搏乃合爲脹也黃帝曰善何以解惑岐伯曰合之于眞三合而得帝曰善黃帝問于岐伯曰脹論言無問虛實工在疾寫近者一下遠者三下今有其三

而不下者。其過焉在。岐伯對曰。此言陷于肉肓而中氣穴者也。不中氣穴。則氣内閉。鍼不陷肓。則氣不行。上越中肉。則衛氣相亂。陰陽相逐。其于脹也。當寫不寫。氣故不下。三而不下。必更其道。氣下乃止。不下復始。可以萬全。烏有殆者乎。其于脹也。必審其胗。當寫則寫。當補則補。如鼓應桴。惡有不下者乎。

○五癃津液別第三十六

黃帝問于岐伯曰。水穀入于口。輸于腸胃。其液別爲五。天寒衣薄。則爲溺與氣。天熱衣厚則爲汗。悲哀氣并則爲泣。中熱胃緩則爲唾。邪氣內逆則氣爲之閉塞而不行。不行則爲水脹。余知其然也。不知其何由生。願聞其道。

岐伯曰。水穀皆入于口。其味有五。各注其海。津液各走其道。故三焦出氣。以溫肌肉。充皮膚。爲其津。其流而不行者爲液。天暑衣厚則腠理開故汗出寒留于分肉之間聚沫則爲痛天寒則腠理閉氣濕不行水下留于膀胱則爲溺與氣五藏六府心爲之主耳爲之聽目爲之候肺爲之相肝爲之將脾爲之衛腎爲之主外故五藏六府之津液盡上滲于目心悲氣幷則心系急心系急則肺舉肺舉則液上溢夫心系與肺不能常舉乍上乍下故欬而泣出矣中熱則胃中消穀消穀則蟲上

下作。腸胃充郭。故胃緩。胃緩則氣逆。故唾出。
五穀之津液和合而爲膏者。内滲入于骨空。
補益腦髓。而下流于陰股。陰陽不和。則使液
溢而下流于陰。髓液皆減而下。下過度則虚。
虚故腰背痛而脛痠。陰陽氣道不通。四海閉
塞。三焦不寫。津液不化。水穀并行腸胃之中。
别于廻腸。留于下焦。不得滲膀胱。則下焦脹。
水溢則爲水脹。此津液五别之逆順也。

○五閱五使第三十七

黃帝問于岐伯曰。余聞刺有五官五閱。以觀五氣。五氣者。五藏之使也。五時之副也。願聞其五使當安出。岐伯曰。五官者。五藏之閱也。黃帝曰。願聞其所出。令可爲常。岐伯曰。脉出于氣口。色見于明堂。五色更出。以應五時。各如其常。經氣入藏。必當治裏。帝曰善。五色獨決于明堂乎。岐伯曰。五官已辨。闕庭必張。乃

立明堂明堂廣大蕃蔽見外方壁高基引垂
居外五色乃治平博廣大壽中百歲見此者
刺之必已如是之人者血氣有餘肌肉堅緻
故可苦已鍼黃帝曰願聞五官岐伯曰鼻者
肺之官也目者肝之官也口脣者脾之官也
舌者心之官也耳者腎之官也黃帝曰以官
何候岐伯曰以候五藏故肺病者喘息鼻脹
肝病者眥青脾病者脣黃心病者舌卷短顴

赤。腎病者。顴與顏黑。黃帝曰。五脉安出。五色安見。其常色殆者如何。岐伯曰。五官不辨。闕庭不張。小其明堂。蕃蔽不見。又埤其牆。牆下無基。垂角去外。如是者。雖平常殆。況加疾哉。

黃帝曰。五色之見于明堂。以觀五藏之氣。左右高下。各有形乎。岐伯曰。府藏之在中也。各以次舍。左右上下。各如其度也。

緻池利切密也

○逆順肥瘦第三十八

黃帝問于岐伯曰。余聞鍼道于夫子衆多畢悉矣。夫子之道應若失。而據未有堅然者也。夫子之問學熟乎。將審察于物而心生之乎。

岐伯曰。聖人之爲道者。上合于天。下合于地。中合于人事。必有明法。以起度數。法式檢押。乃後可傳焉。故匠人不能釋尺寸而意短長。廢繩墨而起平木也。工人不能置規而爲圓。

去矩而爲方。知用此者。固自然之物。易用之教。逆順之常也。黃帝曰。願聞自然奈何。岐伯曰。臨深決水。不用功力。而水可竭也。循掘決衝。而經可通也。此言氣之滑澀。血之清濁。行之逆順也。黃帝曰。願聞人之白黑肥瘦小長。各有數乎。岐伯曰。年質壯大。血氣充盈。膚革堅固。因加以邪。刺此者。深而留之。此肥人也。廣肩。腋項肉薄。厚皮而黑色。脣臨臨然。其血黑以濁其氣澀以遲其爲人也貪于取與刺此者深而留之多益其數也黃帝曰刺瘦人奈何岐伯曰瘦人者皮薄色少肉廉廉然薄脣輕言其血清氣滑易脫于氣易損于血刺此者淺而疾之黃帝曰刺常人奈何岐伯曰視其白黑各爲調之其端正敦厚者其血氣和調刺此者無失常數也黃帝曰刺壯士眞骨者奈何岐伯曰刺壯士眞骨堅肉緩節監

監然此人重則氣濇血濁刺此者深而留之
多益其數勁則氣滑血清刺此者淺而疾之
黃帝曰刺嬰兒奈何岐伯曰嬰兒者其肉脆
血少氣弱刺此者以豪刺淺刺而疾發鍼日
再可也黃帝曰臨深決水奈何岐伯曰血清
氣濁疾寫之則氣竭焉黃帝曰循掘決衝奈
何岐伯曰血濁氣濇疾寫之則經可通也黃
帝曰脉行之逆順奈何岐伯曰手之三陰從

藏走手。手之三陽。從手走頭。足之三陽。從頭走足。足之三陰。從足走腹。黃帝曰。少陰之脉獨下行。何也。岐伯曰。不然。夫衝脉者。五藏六府之海也。五藏六府皆稟焉。其上者。出於頏顙。滲諸陽。灌諸精。其下者。注少陰之大絡。出于氣街。循陰股内廉。入膕中。伏行骭骨内。下至内踝之後屬而別。其下者。並于少陰之經。滲三陰。其前者。伏行出跗屬。下循跗。入大指間。滲諸絡而温肌肉。故別絡結則跗上不動。不動則厥。厥則寒矣。黃帝曰。何以明之。岐伯曰。以言導之。切而驗之。其非必動。然後乃可明逆順之行也。黃帝曰。窘乎哉。聖人之爲道也。明于日月。微于毫釐。其非夫子。孰能道之也。

○血絡論第三十九

黃帝曰。願聞其奇邪而不在經者。岐伯曰。血

絡是也黄帝曰刺血絡而仆者何也血出而
射者何也血少黑而濁者何也血出清而半
爲汁者何也發鍼而腫者何也血出若多若
少而面色蒼蒼者何也發鍼而面色不變而
煩悗者何也多出血而不動摇者何也願聞
其故岐伯曰脉氣盛而血虚者刺之則脱氣
脱氣則仆血氣俱盛而陰氣多者其血滑刺
之則射陽氣畜積久留而不寫者其血黑以

濁故不能射新飲而液滲于絡而未合和于
血也故血出而汁别焉其不新飲者身中有
水久則爲腫陰氣積于陽其氣因于絡故刺
之血未出而氣先行故腫陰陽之氣其新相
得而未和合因而寫之則陰陽俱脱表裏相
離故脱色而蒼蒼然刺之血出多色不變而
煩悗者刺絡而虚經虚經之屬于陰者陰脱
故煩悗陰陽相得而合爲痺者此爲内溢于

經外注于絡如是者陰陽俱有餘雖多出血而弗能虚也黄帝曰相之奈何岐伯曰血脉者盛堅横以赤上下無常處小者如鍼大者如筯則而寫之萬全也故無失數矣失數而反各如其度黄帝曰鍼入而肉著者何也岐伯曰熱氣因于鍼則鍼熱熱則肉著于鍼故堅焉

〇陰陽清濁第四十

黃帝曰。余聞十二經脉。以應十二經水者。其五色各異。清濁不同。人之血氣若一。應之奈何。岐伯曰。人之血氣。苟能若一。則天下爲一矣。惡有亂者乎。黃帝曰。余問一人。非問天下之衆。岐伯曰。夫一人者。亦有亂氣。天下之衆。亦有亂人。其合爲一耳。黃帝曰。願聞人氣之清濁。岐伯曰。受穀者濁。受氣者清。清者注陰。濁者注陽。濁而清者。上出于咽。清而濁者。則下行。清濁相干。命曰亂氣。黃帝曰。夫陰清而陽濁。濁者有清。清者有濁。清濁別之奈何。岐伯曰。氣之大別。清者上注于肺。濁者下走于胃。胃之清氣。上出于口。肺之濁氣。下注于經。内積于海。黃帝曰。諸陽皆濁。何陽濁甚乎。岐伯曰。手太陽獨受陽之濁。手太陰獨受陰之清。其清者上走空竅。其濁者下行諸經。諸陰皆清。足太陰獨受其濁。黃帝曰。治之奈何。岐伯曰。清者其氣滑。濁者其氣濇。此氣之常也。故刺陰者。深而留之。刺陽者。淺而疾之。清濁相干者。以數調之也。

悗音悶　空音孔

黃帝素問靈樞經卷之六

黃帝素問靈樞經卷之七

○陰陽繫日月第四十一

黃帝曰：余聞天爲陽，地爲陰，日爲陽，月爲陰，其合之于人奈何？岐伯曰：腰以上爲天，腰以下爲地，故天爲陽，地爲陰，故足之十二經脉，以應十二月，月生于水，故在下者爲陰；手之十指，以應十日，日主火，故在上者爲陽。黃帝曰：合之于脉奈何？岐伯曰：寅者，正月之生陽也。主左足之少陽。未者。六月。主右足之少陽。卯者。二月。主左足之太陽。午者。五月。主右足之太陽。辰者。三月。主左足之陽明。巳者。四月。主右足之陽明。此兩陽合于前。故曰陽明。申者。七月之生陰也。主右足之少陰。丑者。十二月。主左足之少陰。酉者。八月。主右足之太陰。子者。十一月。主左足之太陰。戌者。九月。主右足之厥陰。亥者。十月。主左足之厥陰。此兩陰交盡。故曰厥陰。甲主左手之少陽。己主右手之少陽。乙主左手之太陽。戊主右手之太陽。丙主左手之陽明。丁主右手之陽明。此兩火幷合。故爲陽明。庚主右手之少陰。癸主左手之少陰。辛主右手之太陰。壬主左手之太陰。故足之陽者。陰中之少陽也。足之陰者。陰中之太陰也。手之陽者。陽中之太陽也。手之陰者。陽中之少陰也。腰以上者爲陽。腰以下者爲陰其於五藏也心爲陽中之太陽肺爲陰中之少陰肝爲陰中之少陽脾爲陰中之至陰腎爲陰中之太陰黃帝曰以治之奈何岐伯曰正月二月三月人氣在左無刺左足之陽四月五月六月人氣在右無刺右足之陽七月八月九月人氣在右無刺右足之陰十月十一月十二月人氣在足無刺左足之陰黃帝曰五行以東方爲甲乙木王春春者蒼

色主肝。肝者足厥陰也。今乃以甲爲左手之少陽。不合于數何也。岐伯曰。此天地之陰陽也。非四時五行之以次行也。且夫陰陽者。有名而無形。故數之可十。離之可百。散之可千。推之可萬。此之謂也。

○病傳第四十二

黄帝曰。余受九鍼于夫子。而私覽于諸方。或有導引行氣喬摩灸熨刺焫飲藥之一者。可獨守耶。將盡行之乎。岐伯曰諸方者。衆人之方也。非一人之所盡行也。黃帝曰此乃所謂守一勿失。萬物畢者也。今余已聞陰陽之要。虛實之理。傾移之過。可治之屬。願聞病之變化。淫傳絕敗而不可治者。可得聞乎。岐伯曰要乎哉問。道昭乎其如日醒。窘乎其如夜瞑。能被而服之。神與俱成。畢將服之。神自得之。生神之理。可著于竹帛。不可傳于子孫。黃帝曰何謂日醒岐伯曰明于陰陽如惑之解如醉之醒黃帝曰何謂夜瞑岐伯曰瘖乎其無聲漠乎其無形折毛發理正氣橫傾淫邪泮衍血脉傳溜大氣入藏腹痛下淫可以致死不可以致生黃帝曰大氣入藏柰何岐伯曰病先發于心一日而之肺三日而之肝五日而之脾三日不已死冬夜半夏日中病先發于肺三日而之肝一日而之脾五日而之胃

十日不已死冬日入夏日出病先發于肝三
日而之脾五日而之胃三日而之腎三日不
已死冬日入夏蚤食病先發于脾一日而之
胃二日而之腎三日而之膂膀胱十日不已
死冬人定夏晏食病先發于胃五日而之腎
三日而之膂膀胱五日而上之心二日不已
死冬夜半夏日昳病先發于腎三日而之膂
膀胱三日而上之心三日而之小腸三日不

巳死冬大晨夏早晡病先發于膀胱五日而之腎一日而之小腸一日而之心二日不巳死冬雞鳴夏下晡諸病以次相傳如是者皆有死期不可刺也間一藏及二三四藏者乃可刺也

眣徒結切

○淫邪發夢第四十三

黄帝曰願聞淫邪泮衍奈何岐伯曰正邪從外襲内而未有定舍反淫于藏不得定處與

營衛俱行而與魂魄飛揚使人臥不得安而喜夢氣淫于府則有餘于外不足于内氣淫于藏則有餘于内不足于外黄帝曰有餘不足有形乎岐伯曰陰氣盛則夢涉大水而恐懼陽氣盛則夢大火而燔焫陰陽俱盛則夢相殺上盛則夢飛下盛則夢墮甚饑則夢取甚飽則夢予肝氣盛則夢怒肺氣盛則夢恐懼哭泣飛揚心氣盛則夢善笑恐畏脾氣盛

則夢歌樂身體重不舉腎氣盛則夢腰脊兩解不屬凡此十二盛者至而寫之立已厥氣客于心則夢見丘山煙火客于肺則夢飛揚見金鐵之奇物客于肝則夢山林樹木客于脾則夢見丘陵大澤壞屋風雨客于腎則夢臨淵沒居水中客于膀胱則夢遊行客于胃則夢飲食客于大腸則夢田野客于小腸則夢聚邑衝衢客于膽則夢鬭訟自刳客于陰

器則夢接內，客于項則夢斬首，客于脛則夢行走而不能前，及居深地窌苑中，客于股肱則夢禮節拜起，客于胞脜則夢溲便。凡此十五不足者，至而補之立已也。

窌力交切

○順氣一日分爲四時第四十四

黃帝曰：夫百病之所始生者，必起于燥濕寒暑風雨，陰陽喜怒，飲食居處，氣合而有形，得藏而有名。余知其然也。夫百病者。多以旦慧晝安。夕加夜甚。何也。岐伯曰。四時之氣使然。黄帝曰。願聞四時之氣。岐伯曰。春生夏長秋收冬藏。是氣之常也。人亦應之。以一日分爲四時。朝則爲春。日中爲夏。日入爲秋。夜半爲冬。朝則人氣始生。病氣衰。故旦慧。日中人氣長。長則勝邪。故安。夕則人氣始衰。邪氣始生。故加。夜半人氣入藏。邪氣獨居于身。故甚也。

黃帝曰其時有反者何也岐伯曰是不應四時之氣藏獨主其病者是必以藏氣之所不勝時者甚以其所勝時者起也黃帝曰治之奈何岐伯曰順天之時而病可與期順者爲工逆者爲麤黃帝曰善余聞刺有五變以主五輸願聞其數岐伯曰人有五藏五藏有五變五變有五輸故五五二十五輸以應五時

黃帝曰願聞五變岐伯曰肝爲牡藏其色青

其時春其音角其味酸其日甲乙心爲牡藏其色赤其時夏其日丙丁其音徵其味苦脾爲牝藏其色黄其時長夏其日戊己其音宫其味甘肺爲牝藏其色白其音商其時秋其日庚辛其味辛腎爲牝藏其色黑其時冬其日壬癸其音羽其味鹹是爲五變黄帝曰以主五輸奈何藏主冬冬刺井色主春春刺滎時主夏夏刺輸音主長夏長夏刺經味主秋

秋刺合。是謂五變以主五輸。黄帝曰：諸原安合以致六輸。岐伯曰：原獨不應五時，以經合之，以應其數，故六六三十六輸。黄帝曰：何謂藏主冬，時主夏，音主長夏，味主秋，色主春。願聞其故。岐伯曰：病在藏者，取之井；病變于色者，取之榮；病時間時甚者，取之輸；病變于音者，取之經；經滿而血者，病在胃及以飲食不節得病者，取之於合，故命曰味主合。是謂五變也。

○外揣第四十五

黄帝曰。余聞九鍼九篇。余親授其調。頗得其意。夫九鍼者。始於一而終于九。然未得其要道也。夫九鍼者。小之則無内。大之則無外。深不可爲下。高不可爲蓋。恍惚無窮。流溢無極。余知其合于天道人事四時之變也。然余願雜之毫毛。渾束爲一。可乎。岐伯曰。明乎哉問

也非獨鍼道焉夫治國亦然黃帝曰余願聞
鍼道非國事也岐伯曰夫治國者夫惟道焉
非道何可小大深淺雜合而爲一乎黃帝曰
願卒聞之岐伯曰日與月焉水與鏡焉鼓與
響焉夫日月之明不失其影水鏡之察不失
其形鼓響之應不後其聲動搖則應和盡得
其情黃帝曰窘乎哉昭昭之明不可蔽其不
可蔽不失陰陽也合而察之切而驗之見而

得之若清水明鏡之不失其形也五音不彰五色不明五藏波蕩若是則內外相襲若鼓之應桴響之應聲影之似形故遠者司外揣內近者司內揣外是謂陰陽之極天地之蓋請藏之靈蘭之室弗敢使泄也

○五變第四十六

黃帝問于少俞曰余聞百疾之始期也必生于風雨寒暑循毫毛而入腠理或復還或留

止。或爲風腫汗出。或爲消癉。或爲寒熱、或爲留痺。或爲積聚。奇邪淫溢。不可勝數。願聞其故。夫同時得病。或病此。或病彼。意者天之爲人生風乎。何其異也。少俞曰。夫天之生風者。非以私百姓也。其行公平正直。犯者得之、避者得無殆。非求人而人自犯之。黄帝曰。一時遇風。同時得病。其病各異。願聞其故。少俞曰。善乎哉問、請論以比匠人。匠人磨斧斤。礪刀削斲材木木之陰陽尚有堅脆堅者不入脆者皮弛至其交節而缺斤斧焉夫一木之中堅脆不同堅者則剛脆者易傷況其材木之不同皮之厚薄汁之多少而各異耶夫木之蚤花先生葉者遇春霜烈風則花落而葉萎久曝大旱則脆木薄皮者枝條汁少而葉萎久陰淫雨則薄皮多汁者皮潰而漉卒風暴起則剛脆之木枝折杌傷秋霜疾風則剛脆

之木根。搖而葉落。凡此五者。各有所傷。況於人乎。黃帝曰。以人應木。奈何少俞荅曰。木之所傷也。皆傷其枝。枝之剛脆而堅。未成傷也。人之有常病也。亦因其骨節皮膚腠理之不堅固者。邪之所舍也。故常爲病也。黃帝曰。人之善病風厥漉汗者。何以候之。少俞荅曰。肉不堅。腠理踈。則善病風。黃帝曰。何以候肉之不堅也。少俞荅曰。䐃肉不堅。而無分理。理者麤理麤理而皮不緻者腠理踈此言其渾然者黃帝曰人之善病消癉者何以候之少俞荅曰五藏皆柔弱者善病消癉黃帝曰何以知五藏之柔弱也少俞荅曰夫柔弱者必有剛強剛強多怒柔者易傷也黃帝曰何以候柔弱之與剛強少俞荅曰此人薄皮膚而目堅固以深者長衝直揚其心剛剛則多怒怒則氣上逆胷中畜積血氣逆留臗皮充肌血

脉不行轉而爲熱熱則消肌膚故爲消癉此言其人暴剛而肌肉弱者也黄帝曰人之善病寒熱者何以候之少俞荅曰小骨弱肉者善病寒熱黄帝曰何以候骨之小大肉之堅脆色之不一也少俞荅曰顴骨者骨之本也顴大則骨大顴小則骨小皮膚薄而其肉無䐃其臂懦懦然其地色殆然不與其天同色污然獨異此其候也然後臂薄者其髓不滿

故善病寒熱也黃帝曰何以候人之善病痺者少俞荅曰麤理而肉不堅者善病痺黃帝曰痺之高下有處乎少俞荅曰欲知其高下者各視其部黃帝曰人之善病腸中積聚者何以候之少俞荅曰皮膚薄而不澤肉不堅而淖澤如此則腸胃惡惡則邪氣留止積聚乃傷脾胃之間寒溫不次邪氣稍至稸積留止大聚乃起黃帝曰余聞病形已知之矣願

聞其時少俞荅曰先立其年以知其時時高則起時下則殆雖不陷下當年有衝通其病必起是謂因形而生病五變之紀也

髖音寬杌音兀漉音鹿懦音儒

○本藏第四十七

黃帝問于岐伯曰人之血氣精神者所以奉生而周于性命者也經脈者所以行血氣而營陰陽濡筋骨利關節者也衛氣者所以溫

分肉。充皮膚。肥腠理。司關闔者也。志意者。所以御精神。收魂魄。適寒溫。和喜怒者也。是故血和則經脉流行。營覆陰陽。筋骨勁強。關節清利矣。衛氣和則分肉解利。皮膚調柔。腠理緻密矣。志意和則精神專直。魂魄不散。悔怒不起。五藏不受邪矣。寒溫和則六府化穀。風痺不作。經脉通利。肢節得安矣。此人之常平也。五藏者。所以藏精神血氣魂魄者也。六府者所以化水穀而行津液者也。此人之所以具受于天也。無愚智賢不肖。無以相倚也。然有其獨盡天壽。而無邪僻之病。百年不衰。雖犯風雨卒寒大暑。猶有弗能害也。有其不離屏蔽室内。無怵惕之恐。然猶不免於病。何也。願聞其故。岐伯對曰。窘乎哉問也。五藏者。所以參天地。副陰陽。而連四時。化五節者也。五藏者。固有小大高下堅脆端正偏傾者。六府亦有小大長短厚薄結直緩急。凡此二十五者。各不同。或善或惡。或吉或凶。請言其方。心小則安。邪弗能傷。易傷以憂。心大則憂不能傷。易傷于邪。心高則滿于肺中。悗而善忘。難開以言。心下則藏外。易傷于寒。易恐以言。心堅則藏安守固。心脆則善病消癉熱中。心端正則和利難傷。心偏傾則操持不一。無守司也。肺小則少飲。不病喘喝。肺大則多飲。善病胷痺喉痺逆氣。肺高則上氣肩息欬。肺下則居賁迫肺。善脇下痛。肺堅則不病欬上氣。肺脆則苦病消癉易傷。肺端正則和利難傷。肺偏傾則胷偏痛也。肝小則藏安。無脇下之病。肝大則逼胃迫咽。迫咽則苦膈中。且脇下痛。肝高則上支賁切。脇悗爲息賁。肝下則逼胃。脇下空。脇下空則易受邪。肝堅則藏安難傷。肝脆則善病消癉易傷。肝端正則和利難傷。

肝偏傾則脇下痛也脾小則藏安。難傷于邪
也。脾大則苦湊眇而痛。不能疾行脾高則眇
引季脇而痛。脾下則下加于大腸。下加于大
腸則藏苦受邪。脾堅則藏安難傷。脾脆則善
病消癉易傷。脾端正則和利難傷。脾偏傾則
善滿善脹也。腎小則藏安難傷。腎大則善病
腰痛。不可以俛仰。易傷以邪。腎高則苦背膂
痛。不可以俛仰。腎下則腰尻痛。不可以俛仰。

爲狐疝。腎堅則不病腰背痛。腎脆則善病消癉易傷。腎端正則和利難傷。腎偏傾則苦腰尻痛也。凡此二十五變者。人之所苦常病。黄帝曰。何以知其然也。岐伯曰。赤色小理者。心小。麤理者。心大。無髑骬者。心高。髑骬小短舉者。心下。髑骬長者。心下堅。髑骬弱小以薄者。心脆。髑骬直下不舉者。心端正。髑骬倚一方者。心偏傾也。白色小理者。肺小。麤理者。肺大。

巨肩反膺陷喉者。肺高。合腋張脇者。肺下。好肩背厚者。肺堅。肩背薄者。肺脆。背膺厚者。肺端正。脇偏疎者。肺偏傾也。青色小理者。肝小。麤理者。肝大。廣胷反骹者。肝高。合脇兔骹者。肝下。胷脇好者。肝堅。脇骨弱者。肝脆。膺腹好相得者。肝端正。脇骨偏舉者。肝偏傾也。黄色小理者。脾小。麤理者。脾大。揭脣者。脾高。脣下縱者。脾下。脣堅者。脾堅。脣大而不堅者。脾脆脣上下好者脾端正脣偏舉者脾偏傾也黑色小理者腎小麤理者腎大高耳者腎高耳後陷者腎下耳堅者腎堅耳薄不堅者腎脆耳好前居牙車者腎端正耳偏高者腎偏傾也凡此諸變者持則安減則病也帝曰善然非余之所問也願聞人之有不可病者至盡天壽雖有深憂大恐怵惕之志猶不能減也甚寒大熱不能傷也其有不離屏蔽室內又

無怵惕之恐然。不免于病者。何也。願聞其故。歧伯曰。五藏六府。邪之舍也請言其故。五藏皆小者。少病。苦燋心大。愁憂。五藏皆大者。緩于事。難使以憂。五藏皆高者。好高舉措。五藏皆下者。好出人下。五藏皆堅者。無病。五藏皆脆者。不離于病。五藏皆端正者。和利得人心。五藏皆偏傾者。邪心而善盜不可以爲人。平反覆言語也。黄帝曰。願聞六府之應。歧伯荅曰。肺合大腸。大腸者。皮其應。心合小腸。小腸者。脉其應。肝合膽。膽者。筋其應。脾合胃。胃者。肉其應。腎合三焦膀胱。三焦膀胱者。腠理毫毛其應。黃帝曰。應之奈何。岐伯曰。肺應皮。皮厚者。大腸厚。皮薄者。大腸薄。皮緩腹裏大者。大腸大而長。皮急者。大腸急而短。皮滑者。大腸直。皮肉不相離者。大腸結。心應脉。皮厚者。脉厚。脉厚者。小腸厚。皮薄者。脉薄。脉薄者。小腸薄。皮緩者。脈緩。脈緩者。小腸大而長。皮薄而脈冲小者。小腸小而短。諸陽經脈皆多紆屈者。小腸結。脾應肉。肉䐃堅大者。胃厚。肉䐃麽者。胃薄。肉䐃小而麽者。胃不堅。肉䐃不稱身者。胃下。胃下者。下管約不利。肉䐃不堅者。胃緩。肉䐃無小裹累者。胃急。肉䐃多少裹累者。胃結。胃結者。上管約不利也。肝應爪。爪厚色黄者。膽厚。爪薄色紅者。膽薄。爪堅色青者。

膽急爪濡色赤者膽緩爪直色白無約者膽直爪惡色黑多紋者膽結也腎應骨密理厚皮者三焦膀胱厚麤理薄皮者三焦膀胱薄踈腠理者三焦膀胱緩皮急而無毫毛者三焦膀胱急毫毛美而麤者三焦膀胱直稀毫毛者三焦膀胱結也黄帝曰厚薄美惡皆有形願聞其所病歧伯荅曰視其外應以知其内藏則知所病矣

尻枯高切 骹音敲 髃音結 骭音干

黄帝素問靈樞經卷之七

黃帝素問靈樞經卷之八

○禁服第四十八

雷公問于黃帝曰細子得受業通于九鍼六十篇旦暮勤服之近者編絶久者簡垢然尚諷誦弗置未盡解於意矣外揣言渾束爲一未知所謂也夫大則無外小則無内大小無極高下無度束之奈何士之才力或有厚薄智慮褊淺不能博大深奥自强于學若細子

細子恐其散于後世，絶于子孫，敢問約之奈何？黄帝曰：善乎哉問也！此先師之所禁，坐私傳之也，割臂歃血之盟也，子若欲得之，何不齋乎？雷公再拜而起曰：請聞命于是也。乃齋宿三日而請曰：敢問今日正陽，細子願以受盟。黄帝乃與俱入齋室，割臂歃血。黄帝親祝曰：今日正陽，歃血傳方，有敢背此言者，反受其殃。雷公再拜曰：細子受之。黄帝乃左握其手右授之書曰愼之愼之吾爲子言之凡刺之理經脉爲始營其所行知其度量内刺五藏外刺六府審察衛氣爲百病母調其虛實虛實乃止寫其血絡血盡不殆矣雷公曰此皆細子之所以通未知其所約也黄帝曰夫約方者猶約囊也囊滿而弗約則輸泄方成弗約則神與弗俱雷公曰願爲下材者勿滿而約之黄帝曰未滿而知約之以爲工不可

以爲天下師。雷公曰。願聞爲工。黄帝曰。寸口主中。人迎主外。兩者相應。俱往俱來。若引繩大小齊等。春夏人迎微大。秋冬寸口微大。如是者名曰平人。人迎大一倍于寸口。病在足少陽。一倍而躁。在手少陽。人迎二倍。病在足太陽。二倍而躁。病在手太陽。人迎三倍。病在足陽明。三倍而躁。病在手陽明。盛則爲熱。虛則爲寒。緊則爲痛痺。代則乍甚乍間。盛則寫之。虛則補之。緊痛則取之分肉。代則取血絡。且飲藥。陷下則灸之。不盛不虛以經取之。名曰經刺。人迎四倍者。且大且數。名曰溢陽。溢陽爲外格。死不治。必審按其本末。察其寒熱。以驗其藏府之病。寸口大于人迎一倍。病在足厥陰。一倍而躁。在手心主。寸口二倍。病在足少陰。二倍而躁。在手少陰。寸口三倍。病在足太陰。三倍而躁。在手太陰。盛則脹滿寒中

食不化虛則熱中出糜少氣溺色變緊則痛
痺代則乍痛乍止盛則寫之虛則補之緊則
先刺而後灸之代則取血絡而後調之陷下
則徒灸之陷下者脉血結于中中有著血血
寒故宜灸之不盛不虛以經取之寸口四倍
者名曰內關內關者且大且數死不治必審
察其本末之寒溫以驗其藏府之病通其營
輸乃可傳于大數大數曰盛則徒寫之虛則

徒補之。緊則灸刺。且飲藥。陷下則徒灸之。不盛不虛。以經取之。所謂經治者。飲藥。亦曰灸刺。脉急則引。脉大以弱。則欲安靜。用力無勞也。

歃楚洽切

○五色第四十九

雷公問于黃帝曰。五色獨決于明堂乎。小子未知其所謂也。黃帝曰。明堂者。鼻也。闕者。眉間也。庭者。顏也。蕃者。頰側也。蔽者。耳門也。其間欲方大。去之十步。皆見于外。如是者壽。必中百歲。雷公曰。五官之辨。奈何。黃帝曰。明堂骨高以起。平以直。五藏次于中央。六府挾其兩側。首面上于闕庭。王宮在于下極。五藏安于胷中。眞色以致。病色不見。明堂潤澤以淸。五官惡得無辨乎。雷公曰。其不辨者。可得聞乎。黃帝曰。五色之見也。各出其色部。部骨陷者。必不免于病矣。其色部乘襲者。雖病甚。不死矣雷公曰官五色奈何黃帝曰青黑爲痛黃赤爲熱白爲寒是謂五官雷公曰病之益甚與其方衰如何黃帝曰外内皆在焉切其脉口滑小緊以沉者病益甚在中人迎氣大緊以浮者其病益甚在外其脉口浮滑者病日進人迎沉而滑者病日損其脉口滑以沉者病日進在内其人迎脉滑盛以浮者其病日進在外脉之浮沉及人迎與寸口氣小大

等者病難已病之在藏沉而大者易已小爲逆病在府浮而大者其病易已人迎盛堅者傷於寒氣口盛堅者傷於食雷公曰以色言病之間甚奈何黄帝曰其色麤以明沉大者爲甚其色上行者病益甚其色下行如雲徹散者病方以五色各有藏部有外部有内部也色從外部走内部者其病從外走内其色從内走外者其病從内走外病生於内者先

治其陰後治其陽反者益甚其病生於陽者先治其外後治其内反者益甚其脉滑大以代而長者病從外來目有所見志有所惡此陽氣之并也可變而已雷公曰小子聞風者百病之始也厥逆者寒濕之起也别之奈何黄帝曰常候闕中薄澤爲風冲濁爲痺在地爲厥此其常也各以其色言其病雷公曰人不病卒死何以知之黄帝曰大氣入于藏府

者不病而卒死矣雷公曰病小愈而卒死者何以知之黄帝曰赤色出兩顴大如母指者病雖小愈必卒死黑色出於庭大如母指必不病而卒死雷公再拜曰善哉其死有期乎黄帝曰察色以言其時雷公曰善乎願卒聞之黄帝曰庭者首面也闕上者咽喉也闕中者肺也下極者心也直下者肝也肝左者膽也下者脾也方上者胃也中央者大腸也挾

大腸者腎也當腎者臍也面王以上者小腸也面王以下者膀胱子處也顴者肩也顴後者臂也臂下者手也目內眥上者膺乳也挾繩而上者背也循牙車以下者股也中央者膝也膝以下者脛也當脛以下者足也巨分者股裏也巨屈者膝臏也此五藏六府肢節之部也各有部分有部分用陰和陽用陽和陰當明部分萬舉萬當能別左右是謂大道

男女異位故曰陰陽審察澤夭謂之良工沉濁爲内浮澤爲外黄赤爲風青黑爲痛白爲寒黄而膏潤爲膿赤甚者爲血痛甚爲攣寒甚爲皮不仁五色各見其部察其浮沉以知淺深察其澤夭以觀成敗察其散摶以知遠近視色上下以知病處積神于心以知往今故相氣不微不知是非屬意勿去乃知新故色明不麤沉夭爲甚不明不澤其病不甚其

色散駒駒然未有聚其病散而氣痛聚未成也腎乘心心先病腎爲應色皆如是男子色在于面王爲小腹痛下爲卵痛其圜直爲莖痛高爲本下爲首狐疝㿗陰之屬也女子在于面王爲膀胱子處之病散爲痛搏爲聚方員左右各如其色形其隨而下至胝爲淫有潤如膏狀爲暴食不潔左爲左右爲右其色有邪聚散而不端面色所指者也色者青黑

赤白黃皆端滿有別鄉別鄉赤者其色赤大如榆莢在面王爲不日其色上銳首空上向下銳下向在左右如法以五色命藏青爲肝赤爲心白爲肺黃爲脾黑爲腎肝合筋心合脉肺合脾脾合肉腎合骨也

○論勇第五十

黃帝問于少俞曰有人于此並行並立其年之長少等也衣之厚薄均也卒然遇烈風暴

雨或病或不病或皆病或皆不病其故何也
少俞曰帝問何急黃帝曰願盡聞之少俞曰
春青風夏陽風秋涼風冬寒風凡此四時之
風者其所病各不同形黃帝曰四時之風病
人如何少俞曰黃色薄皮弱肉者不勝春之
虛風白色薄皮弱肉者不勝夏之虛風青色
薄皮弱肉不勝秋之虛風赤色薄皮弱肉不
勝冬之虛風也黃帝曰黑色不病乎少俞曰

黑色而皮厚肉堅固不傷于四時之風其皮薄而肉不堅色不一者長夏至而有虛風者病矣其皮厚而肌肉堅者長夏至而有虛風不病矣其皮厚而肌肉堅者必重感于寒外內皆然乃病黃帝曰善黃帝曰夫人之忍痛與不忍痛者非勇怯之分也夫勇士之不忍痛者見難則前見痛則止夫怯士之忍痛者聞難則恐遇痛不動夫勇士之忍痛者見難

不恐遇痛不動夫怯士之不忍痛者見難與痛目轉面盻恐不能言失氣驚顔色變化乍死乍生余見其然也不知其何由願聞其故少俞曰夫忍痛與不忍痛者皮膚之薄厚肌肉之堅脆緩急之分也非勇怯之謂也黄帝曰願聞勇怯之所由然少俞曰勇士者目深以固長衡直揚三焦理横其心端直其肝大以堅其膽滿以傍怒則氣盛而胷張肝舉而

膽橫眥裂而目揚毛起而面蒼此勇士之由
然者也黃帝曰願聞怯士之所由然少俞曰
怯士者目大而不減陰陽相失其焦理縱䯏
骬短而小肝系緩其膽不滿而縱腸胃挺脇
下空雖方大怒氣不能滿其胸肝肺雖舉氣
衰復下故不能久怒此怯士之所由然者也
黃帝曰怯士之得酒怒不避勇士者何藏使
然少俞曰酒者水穀之精熱穀之液也其氣

慓悍。其入于胃中。則胃脹氣上逆。滿于胷中。肝浮膽橫當是之時。固比于勇士氣衰則悔。與勇士同類。不知避之。名曰酒悖也。

胃脡下古便切

○背腧第五十一

黄帝問于岐伯曰。願聞五藏之腧。出于背者。岐伯曰。胷中大腧。在杼骨之端。肺腧在三焦之間。心腧在五焦之間。膈腧在七焦之間。肝腧在九焦之間，脾腧在十一焦之間，腎腧在十四焦之間，背挾脊相去三寸所，則欲得而驗之，按其處，應在中而痛解，乃其腧也。灸之則可，刺之則不可。氣盛則寫之，虛則補之。以火補者，毋吹其火，須自滅也；以火寫者，疾吹其火，傳其艾，須其火滅也。

○衛氣第五十二

黃帝曰：五藏者，所以藏精神魂魄者也；六府者所以受水穀而行化物者也其氣内干五藏而外絡肢節其浮氣之不循經者爲衛氣其精氣之行于經者爲營氣陰陽相隨外内相貫如環之無端亭亭淳淳乎孰能窮之然其分别陰陽皆有標本虚實所離之處能别陰陽十二經者知病之所生候虚實之所在者能得病之高下知六府之氣街者能知解結契紹于門户能知虚石之堅軟者知補寫

之所在能知六經標本者可以無惑于天下
岐伯曰博哉聖帝之論臣請盡意悉言之足
太陽之本在跟以上五寸中標在兩絡命門
命門者目也足少陽之本在竅陰之間標在
窻籠之前窻籠者耳也足少陰之本在内踝
下上三寸中標在背腧與舌下兩脉也足厥
陰之本在行間上五寸所標在背腧也足陽
明之本在厲兌標在人迎頰挾頏顙也足太

陰之本在中封前上四寸之中，標在背腧與舌本也。手太陽之本在外踝之後，標在命門之上一寸也。手少陽之本在小指次指之間上二寸，標在耳後上角下外眥也。手陽明之本在肘骨中上至別陽，標在顏下合鉗上也。手太陰之本在寸口之中，標在腋內動也。手少陰之本在銳骨之端，標在背腧也。手心主之本在掌後兩筋之間二寸中，標在腋下下三寸也。凡候此者，下虚則厥，下盛則熱；上虚則眩，上盛則熱痛。故石者絶而止之，虚者引而起之。請言氣街：胸氣有街，腹氣有街，頭氣有街，脛氣有街。故氣在頭者，止之于腦。氣在胸者，止之膺與背腧。氣在腹者，止之背腧與衝脉于臍左右之動脉者。氣在脛者，止之于氣街與承山踝上以下。取此者用毫鍼，必先按而在久應于手，乃刺而予之。所治者，頭痛

眩仆腹痛中滿暴脹及有新積痛可移者易已也積不痛難已也

鉗音鈐

○論痛第五十三

黃帝問于少俞曰筋骨之強弱肌肉之堅脆皮膚之厚薄腠理之踈密各不同其于鍼石火焫之痛何如腸胃之厚薄堅脆亦不等其於毒藥何如願盡聞之少俞曰人之骨強筋

弱肉緩皮膚厚者耐痛其于鍼石之痛火焫亦然黄帝曰其耐火焫者何以知之少俞荅曰加以黑色而美骨者耐火焫黄帝曰其不耐鍼石之痛者何以知之少俞曰堅肉薄皮者不耐鍼石之痛于火焫亦然黄帝曰人之病或同時而傷或易已或難已其故何如少俞曰同時而傷其身多熱者易已多寒者難已黄帝曰人之勝毒何以知之少俞曰胃厚

色黑大骨及肥者。皆勝毒。故其瘦而薄胃者。皆不勝毒也。

○天年第五十四

黃帝問于岐伯曰。願聞人之始生。何氣築爲基。何立而爲楯。何失而死。何得而生。岐伯曰。以母爲基。以父爲楯。失神者死。得神者生也。

黃帝曰。何者爲神。岐伯曰。血氣已和。榮衛已通。五藏已成。神氣舍心。魂魄畢具。乃成爲人。

黃帝曰。人之壽夭各不同。或夭壽。或卒死。或病久。願聞其道。岐伯曰。五藏堅固。血脉和調。肌肉解利。皮膚緻密。營衛之行。不失其常。呼吸微徐。氣以度行。六府化穀。津液布揚。各如其常。故能長久。黃帝曰。人之壽百歲而死。何以致之。岐伯曰。使道隧以長。基牆高以方。通調營衛。三部三里起。骨高肉滿。百歲乃得終。黃帝曰。其氣之盛衰。以至其死。可得聞乎。岐伯曰人生十歲五藏始定血氣已通其氣在下故好走二十歲血氣始盛肌肉方長故好趨三十歲五藏大定肌肉堅固血脉盛滿故好步四十歲五藏六府十二經脉皆大盛以平定腠理始踈榮華頹落髮頗斑白平盛不搖故好坐五十歲肝氣始衰肝葉始薄膽汁始滅目始不明六十歲心氣始衰苦憂悲血氣懈惰故好臥七十歲脾氣虛皮膚枯八十

歲。肺氣衰。魄離。故言善悞。九十歲。腎氣焦。四藏經脉空虛。百歲。五藏皆虛。神氣皆去。形骸獨居而終矣。黄帝曰。其不能終壽而死者何如。岐伯曰。其五藏皆不堅。使道不長。空外以張。喘息暴疾。又卑基墻。薄脉少血。其肉不石。數中風寒。血氣虛。脉不通。眞邪相攻。亂而相引。故中壽而盡也。

○逆順第五十五

黄帝問于伯高曰。余聞氣有逆順。脉有盛衰。刺有大約。可得聞乎。伯高曰。氣之逆順者。所以應天地陰陽四時五行也。脉之盛衰者。所以候血氣之虚實有餘不足。刺之大約者。必明知病之可刺。與其未可刺。與其已不可刺也。黄帝曰。候之奈何。伯高曰。兵法曰。無迎逢逢之氣。無擊堂堂之陣。刺法曰。無刺熇熇之熱。無刺漉漉之汗。無刺渾渾之脉。無刺病與脉相逆者。黄帝曰。候其可刺奈何。伯高曰。上工刺其未生者也。其次刺其未盛者也。其次刺其已衰者也。下工刺其方襲者也。與其形之盛者也。與其病之與脉相逆者也。故曰。方其盛也。勿敢毁傷。刺其已衰。事必大昌。故曰。上工治未病。不治已病。此之謂也。

逢蒲蒙切　熇呼木切

○五味第五十六

黃帝曰。願聞穀氣有五味。其入五藏。分別奈何。伯高曰。胃者。五藏六府之海也。水穀皆入于胃。五藏六府皆稟氣于胃。五味各走其所喜。穀味酸。先走肝。穀味苦。先走心。穀味甘。先走脾。穀味辛。先走肺。穀味鹹。先走腎。穀氣津液已行。營衛大通。乃化糟粕。以次傳下。黃帝曰。營衛之行奈何。伯高曰。穀始入于胃。其精微者。先出于胃之兩焦。以溉五藏。別出兩行营衛之道其大氣之摶而不行者積于胷中命曰氣海出于肺循喉咽故呼則出吸則入天地之精氣其大數常出三入一故穀不入半日則氣衰一日則氣少矣黄帝曰穀之五味可得聞乎伯高曰請盡言之五穀秔米甘麻酸大豆鹹麥苦黄黍辛五果棗甘李酸栗鹹杏苦桃辛五畜牛甘犬酸豬鹹羊苦雞辛五菜葵甘韭酸藿鹹薤苦葱辛五色黄色宜

甘青色宜酸黑色宜鹹赤色宜苦白色宜辛
凡此五者各有所宜五宜所言五色者脾病
者宜食秔米飯牛肉棗葵心病者宜食麥羊
肉杏薤腎病者宜食大豆黃卷猪肉栗藿肝
病者宜食麻犬肉李韭肺病者宜食黃黍雞
肉桃葱五禁肝病禁辛心病禁鹹脾病禁酸
腎病禁甘肺病禁苦肝色青宜食甘秔米飯
牛肉棗葵皆甘心色赤宜食酸犬肉麻李韭

皆酸。脾色黄，宜食鹹。大豆、豕肉、栗、藿皆鹹。肺色白，宜食苦。麥、羊肉、杏、薤皆苦。腎色黑，宜食辛。黄黍、雞肉、桃、葱皆辛。

黄帝素問靈樞經卷之八

黃帝素問靈樞經卷之九

○水脹第五十七

黃帝問于岐伯曰。水與膚脹。鼓脹。腸覃。石瘕。石水。何以別之。岐伯荅曰。水始起也。目窠上微腫。如新臥起之狀。其頸脉動。時欬。陰股間寒。足脛瘇。腹乃大。其水已成矣。以手按其腹。隨手而起。如裹水之狀。此其候也。黃帝曰。膚脹何以候之。岐伯曰。膚脹者。寒氣客于皮膚之間鼟鼟然不堅腹大身盡腫皮厚按其腹窅而不起腹色不變此其候也鼓脹何如岐伯曰腹脹身皆大大與膚脹等也色蒼黄腹筋起此其候也腸覃何如岐伯曰寒氣客于腸外與衛氣相搏氣不得榮因有所繫癖而内著惡氣乃起瘜肉乃生其始生也大如雞卵稍以益大至其成如懷子之狀久者離歲按之則堅推之則移月事以時下此其候也

石瘕何如。岐伯曰。石瘕生于胞中。寒氣客于子門。子門閉塞。氣不得通。惡血當寫不寫。衃以留止。日以益大。狀如懷子。月事不以時下。皆生于女子。可導而下。黃帝曰。膚脹鼓脹。可刺邪。岐伯曰。先寫其脹之血絡。後調其經。刺去其血絡也。

○賊風第五十八

黃帝曰。夫子言賊風邪氣之傷人也。令人病

焉。今有其不離屏蔽。不出空穴之中。卒然病
者。非不離賊風邪氣。其故何也。岐伯曰。此皆
嘗有所傷于濕氣。藏于血脉之中。分肉之間。
久留而不去。若有所墮墜。惡血在內而不去。
卒然喜怒不節。飲食不適。寒溫不時。腠理閉
而不通。其開而遇風寒。則血氣凝結。與故邪
相襲。則爲寒痹。其有熱則汗出。汗出則受風。
雖不遇賊風邪氣。必有因加而發焉。黃帝曰。

今夫子之所言者。皆病人之所自知也。其毋所遇邪氣。又毋怵惕之所志。卒然而病者。其故何也。唯有因鬼神之事乎。歧伯曰。此亦有故邪留而未發。因而志有所惡。及有所慕。血氣內亂。兩氣相搏。其所從來者微。視之不見。聽而不聞。故似鬼神。黃帝曰。其祝而已者。其故何也。歧伯曰。先巫者。因知百病之勝。先知其病之所從生者。可祝而已也。

○衛氣失常第五十九

黄帝曰。衛氣之留于腹中。搐積不行。苑蘊不得常所。使人肢脇胃中滿。喘呼逆息者。何以去之。伯高曰。其氣積于胷中者。上取之。積于腹中者。下取之。上下皆滿者。傍取之。黄帝曰。取之奈何。伯高對曰。積于上。寫人迎天突喉中。積于下者。寫三里與氣衝。上下皆滿者。上下取之。與季脇之下一寸。一本云季脇之下深一寸重者。

難足取之。診視其脉大而弦急。及絶不至者。
及腹皮急甚者。不可刺也。黃帝曰。善。黃帝問
于伯高曰。何以知皮肉氣血筋骨之病也。伯
高曰。色起兩眉薄澤者。病在皮。脣色青黃赤
白黑者。病在肌肉。營氣濡然者。病在血氣。目
色青黃赤白黑者。病在筋。耳焦枯受塵垢。病
在骨。黃帝曰。病形何如。取之奈何。伯高曰。夫
百病變化。不可勝數。然皮有部。肉有柱。血氣

有輸。骨有屬。黃帝曰。願聞其故。伯高曰。皮之部。輸于四末。肉之柱。在臂脛諸陽分肉之間。與足少陰分間。血氣之輸。輸于諸絡。氣血留居。則盛而起。筋部無陰無陽。無左無右。候病所在。骨之屬者。骨空之所以受益而益腦髓者也。黃帝曰。取之奈何。伯高曰。夫病變化。浮沉深淺。不可勝窮。各在其處。病間者淺之。甚者深之。間者小之。甚者衆之。隨變而調氣。故曰上工黃帝問于岐伯曰人之肥瘦大小寒温有老壯少小别之奈何伯高對曰人年五十已上爲老二十已上爲壯十八已上爲少六歲已上爲小黃帝曰何以度知其肥瘦伯高曰人有肥有膏有肉黃帝曰别此奈何伯高曰䐃肉堅一本云䐃内皮滿者肥䐃肉不堅皮緩者膏皮肉不相離者肉黃帝曰身之寒温何如伯高曰膏者其肉淖而麤理者身寒細

理者身熱脂者其肉堅細理者熱麤理者寒黃帝曰其肥瘦大小奈何伯高曰膏者多氣而皮縱緩故能縱腹垂腴肉者身體容大脂者其身收小黃帝曰三者之氣血多少何如伯高曰膏者多氣多氣者熱熱者耐寒肉者多血則充形充形則平脂者其血清氣滑少故不能大此別于衆人者也黃帝曰衆人奈何伯高曰衆人皮肉脂膏不能相加也血與

氣。不能相多。故其形不小不大。各自稱其身。命曰衆人。黄帝曰善。治之奈何。伯高曰。必先别其三形。血之多少。氣之清濁。而後調之。治無失常經。是故膏人。縱腹垂腴。肉人者。上下容大。脂人者。雖脂不能大者。

○玉版第六十

黄帝曰。余以小鍼爲細物也。夫子乃言上合之于天。下合之于地。中合之于人。余以爲過鍼之意矣。願聞其故。岐伯曰。何物大於天乎。夫大于鍼者。惟五兵者焉。五兵者。死之備也。非生之具。且夫人者。天地之鎮也。其不可不參乎。夫治民者。亦唯鍼焉。夫鍼之與五兵。其孰小乎。黃帝曰。病之生時。有喜怒不測。飲食不節。陰氣不足。陽氣有餘。營氣不行。乃發爲癰疽。陰陽不通。兩熱相搏。乃化爲膿。小鍼能取之乎。岐伯曰。聖人不能使化者。爲之。邪不可留也。故兩軍相當。旗幟相望。白刃陳于中野者。此非一日之謀也。能使其民令行。禁止士卒無白刃之難者。非一日之教也。須臾之得也。夫至使身被癰疽之病。膿血之聚者。不亦離道遠乎。夫癰疽之生。膿血之成也。不從天下。不從地出。積微之所生也。故聖人自治于未有形也。愚者遭其已成也。黄帝曰。其已形。不予遭。膿已成。不予見。爲之奈何。岐伯曰。

膿已成。十死一生。故聖人弗使已成。而明爲良方。著之竹帛。使能者踵而傳之後世。無有終時者。爲其不予遭也。黄帝曰。其已有膿血而後遭乎。不導之以小鍼治乎。岐伯曰。以小治小者。其功小。以大治大者。多害。故其已成膿血者。其唯砭石鈹鋒之所取也。黄帝曰。多害者其不可全乎。岐伯曰。其在逆順焉。黄帝曰。願聞逆順。岐伯曰。以爲傷者。其白眼青黑眼小。是一逆也。內藥而嘔者。是二逆也。腹痛渴甚。是三逆也。肩項中不便。是四逆也。音嘶色脫。是五逆也。除此五者。爲順矣。黃帝曰。諸病皆有逆順。可得聞乎。岐伯曰。腹脹身熱脉大。是一逆也。腹鳴而滿。四肢清泄。其脉大。是二逆也。衄而不止。脉大。是三逆也。咳且溲血。脫形。其脉小勁。是四逆也。欬脫形。身熱。脉小以疾。是謂五逆也。如是者。不過十五日而死矣。其腹大脹。四末清。脫形。泄甚。是一逆也。腹脹便血。其脉大。時絶。是二逆也。欬溲血。形内脫。脉摶。是三逆也。嘔血。胷滿引背。脉小而疾。是四逆也。欬嘔。腹脹且飱泄。其脉絶。是五逆也。如是者。不及一時而死矣。工不察此者而刺之。是謂逆治。黄帝曰。夫子之言鍼甚駭。以配天地。上數天文。下度地紀。内別五藏。外次六府。經脉二十八會。盡有周紀。能殺生人。不能起死者。子能反之乎。岐伯曰。能殺生人。不能起死者也。黄帝曰。余聞之。則爲不仁。然願聞其道。弗行於人。岐伯曰。是明道也。其必然也。其如刀劍之可以殺人。如飲酒使人醉也。雖勿診。猶可知矣。黄帝曰。願卒聞之。岐伯曰。人之所受氣者。穀也。穀之所注者。胃也。胃者。水穀氣血之海也。海之所行雲氣者。天下也。胃之所出氣血者。經隧也。經隧者。五藏六府之大絡也迎而奪之而已矣黃帝曰上下有數乎岐伯曰迎之五里中道而止五至而已五往而藏之氣盡矣故五五二十五而竭其輸矣此所謂奪其天氣者也非能絕其命而傾其壽者也黃帝曰願卒聞之岐伯曰闚門而刺之者死于家中入門而刺之者死于堂上黃帝曰善乎方明哉道請著之玉版以爲重寶傳之後世以爲刺禁令民勿敢犯也

○五禁第六十一

黃帝問于岐伯曰余聞刺有五禁何謂五禁岐伯曰禁其不可刺也黃帝曰余聞刺有五奪岐伯曰無寫其不可奪者也黃帝曰余聞刺有五過岐伯曰補寫無過其度黃帝曰余聞刺有五逆岐伯曰病與脉相逆命曰五逆黃帝曰余聞刺有九宜岐伯曰明知九鍼之論是謂九宜黃帝曰何謂五禁願聞其不可

刺之時歧伯曰甲乙日自乘無刺頭無發矇于耳内丙丁日自乘無振埃于肩喉廉泉戊己日自乘四季無刺腹去爪寫水庚辛日自乘無刺關節于股膝壬癸日自乘無刺足脛是謂五禁黄帝曰何謂五奪歧伯曰形肉已奪是一奪也大奪血之後是二奪也大汗出之後是三奪也大泄之後是四奪也新産及大血之後是五奪也此皆不可寫黄帝曰何

謂五逆。岐伯曰。熱病脉靜。汗已出。脉盛躁。是一逆也。病泄。脉洪大。是二逆也。著痺不移。䐃肉破。身熱。脉偏絶。是三逆也。淫而奪形。身熱。色夭。然白。及後下血衃。血衃篤重。是謂四逆也。寒熱奪形。脉堅搏。是謂五逆也。

○動輸第六十二

黃帝曰。經脉十二。而手太陰足少陰陽明。獨動不休。何也。岐伯曰。是明胃脉也。胃爲五藏六府之海。其清氣上注于肺。肺氣從太陰而行之。其行也。以息往來。故人一呼。脉再動。一吸。脉亦再動。呼吸不已。故動而不止。黄帝曰。氣之過于寸口也。上十焉息。下八焉伏。何道從還。不知其極。岐伯曰。氣之離藏也。卒然如弓弩之發。如水之下岸。上于魚以反衰。其餘氣衰散以逆上。故其行微。黄帝曰。足之陽明。何因而動。岐伯曰。胃氣上注于肺。其悍氣上衝頭者循咽上走空竅循眼系入絡腦出顑下客主人循牙車合陽明并下人迎此胃氣別走于陽明者也故陰陽上下其動也若一故陽病而陽脉小者爲逆陰病而陰脉大者爲逆故陰陽俱靜俱動若引繩相傾者病黄帝曰足少陰何因而動岐伯曰衝脉者十二經之海也與少陰之大絡起于腎下出于氣街循陰股內廉邪入膕中循脛骨內廉並少

陰之經下入内踝之後入足下其別者邪入踝出屬跗上入大指之間注諸絡以溫足脛此脉之常動者也黃帝曰營衛之行也上下相貫如環之無端今有其卒然遇邪氣及逢大寒手足懈惰其脉陰陽之道相輸之會行相失也氣何由還岐伯曰夫四末陰陽之會者此氣之大絡也四街者氣之徑路也故絡絶則徑通四末解則氣從合相輸如環黃帝

曰善。此所謂如環無端。莫知其紀。終而復始。此之謂也。

○五味論第六十三

黃帝問于少俞曰。五味入于口也。各有所走。各有所病。酸走筋。多食之令人癃。鹹走血。多食之。令人渴。辛走氣。多食之令人洞心。苦走骨。多食之令人變嘔。甘走肉。多食之令人悗心。余知其然也。不知其何由。願聞其故。少俞荅曰。酸入于胃。其氣澀以收。上之兩焦。弗能出入也。不出卽留于胃中。胃中和溫。則下注膀胱。膀胱之胞薄以懦。得酸則縮綣。約而不通。水道不行。故癃。陰者。積筋之所終也。故酸入而走筋矣。黃帝曰。鹹走血。多食之。令人渴何也。少俞曰。鹹入于胃。其氣上走中焦。注于脉。則血氣走之。血與鹹相得則凝。凝則胃中汁注之。注之則胃中竭。竭則咽路焦。故舌本乾而善渴。血脈者。中焦之道也。故鹹入而走血矣。黃帝曰。辛走氣。多食之。令人洞心。何也。少俞曰。辛入于胃。其氣走于上焦。上焦者。受氣而營諸陽者也。薑韭之氣薰之。營衛之氣不時受之。久留心下。故洞心。辛與氣俱行。故辛入而與汗俱出。黃帝曰。苦走骨。多食之。令人變嘔。何也。少俞曰。苦入于胃。五穀之氣皆不能勝苦。苦入下脘。三焦之道皆閉而不通。

故變嘔齒者骨之所終也故苦入而走骨故
入而復出知其走骨也黃帝曰甘走肉多食
之令人悗心何也少俞曰甘入于胃其氣弱
小不能上至于上焦而與穀留于胃中者令
人柔潤者也胃柔則緩緩則蟲動蟲動則令
人悗心其氣外通於肉故甘走肉

○陰陽二十五人第六十四

黃帝曰余聞陰陽之人何如伯高曰天地之

閒。六合之內。不離于五。人亦應之。故五五二十五人之政。而陰陽之人不與焉。其態又不合于衆者五。余已知之矣。願聞二十五人之形。血氣之所生。別而以候。從外知內。何如。岐伯曰。悉乎哉問也。此先師之秘也。雖伯高猶不能明之也。黃帝避席遵循而却曰。余聞之。得其人弗教。是謂重失。得而泄之。天將厭之。余願得而明之。金櫃藏之。不敢揚之。岐伯曰。

先立五形金木水火土別其五色異其五形之人而二十五人具矣黃帝曰願卒聞之岐伯曰慎之慎之臣請言之○木形之人比於上角似於蒼帝其爲人蒼色小頭長面大肩背直身小手足好有才勞心少力多憂勞於事能春夏不能秋冬感而病生足厥陰佗佗然○大角之人比於左足少陽少陽之上遺遺然○左角之人比於右足少陽少陽之下

隨隨然。一曰少角○釱角之人，比於右足少陽，少陽之上推推然。一曰右角○判角之人，比於左足少陽，少陽之下栝栝然。○火形之人，比於上徵，似於赤帝。其為人赤色，廣䏶，脫面，小頭，好肩背髀腹，小手足，行安地，疾心，行搖，肩背肉滿，有氣，輕財，少信，多慮，見事明，好顏，急心，不壽暴死。能春夏不能秋冬，秋冬感而病生，手少陰核核然。○質徵之人，比於左手太陽，太陽之上肌肌然（一曰質之人，一曰大徵）○少徵之人比於右手太陽太陽之下慆慆然○右徵之人比於右手太陽太陽之上鮫鮫然（一曰熊熊然）○質判之人比於左手太陽太陽之下支支頤頤然（一曰質徵）○土形之人比於上宮似於上古黃帝其為人黃色圓面大頭美肩背大腹美股脛小手足多肉上下相稱行安地舉足浮安心好利人不喜權勢善附人也能秋冬不能春夏。春夏感而病生。足太陰。敦敦然。○大宮之人。比於左足陽明。陽明之上。婉婉然。○加宮之人。比於左足陽明。陽明之下。坎坎然。一曰衆之人 ○少宮之人。比於右足陽明。陽明之上。樞樞然。○左宮之人。比於右足陽明。陽明之下。兀兀然。一曰衆之人。一曰陽明之上 ○金形之人。比於上商。似於白帝。其爲人。方面。白色。小頭。小肩背。小腹。小手足。如骨發踵外。骨輕。身清廉急心靜悍。善爲吏。能秋冬。不能春夏。春夏感而病生。手太陰。敦敦然。○釱商之人。比於左手陽明。陽明之上。廉廉然。○右商之人。比於左手陽明。陽明之下。脫脫然。○大商之人。比於右手陽明。陽明之上。監監然。○少商之人。比於右手陽明。陽明之下。嚴嚴然。○水形之人。比於上羽。似於黑帝。其爲人。黑色。面不平。大頭。廉頤。小肩。大腹。動手足。發行搖身。下尻長背延延然。不敬畏。善欺紿人。戮死。能秋冬。不能春夏。春夏感而病生。足少陰汗汗然。○大羽之人。比於右足太陽。太陽之上頰頰然。○少羽之人。比於左足太陽。太陽之下紆紆然。○衆之爲人。比於右足太陽。太陽之下潔潔然。一日加之人 ○桎之爲人。比於左足太陽。太陽之上安安然。○是故五形之人二十五變者。衆之所以相欺者是也。黃帝曰。得其形。不得其色何如岐伯曰形勝色色勝形者至其勝時年加感則病行失則憂矣形色相得者富貴大樂黃帝曰其形色相勝之時年加可知乎岐伯曰凡年忌下上之人大忌常加七歲十六歲二十五歲三十四歲四十三歲五十二歲六十一歲皆人之大忌不可不自安也感則病行失則憂矣當此之時無爲姦事是謂年忌黃帝曰夫子之言脉之上下血氣

之候。以知形氣。奈何。岐伯曰。足陽明之上。血氣盛則髯美長。血少氣多則髯短。故氣少血多則髯少。血氣皆少則無髯。兩吻多畫。足陽明之下。血氣盛則下毛美長至胷。血多氣少則下毛美短至臍。行則善高舉足。足指少肉足善寒。血少氣多則肉而善瘃。血氣皆少則無毛。有則稀枯悴。善痿厥足痹。足少陽之上。氣血盛則通髯美長。血多氣少則通髯美短。

血少氣多則少鬚血氣皆少則無鬚感於寒濕則善痺骨痛爪枯也足少陽之下血氣盛則脛毛美長外踝肥血多氣少則脛毛美短外踝皮堅而厚血少氣多則胻毛少外踝皮薄而軟血氣皆少則無毛外踝瘦無肉足太陽之上血氣盛則美眉眉有毫毛血多氣少則惡眉面多少理血少氣多則面多肉血氣和則美色足太陰之下血氣盛則跟肉滿踵

堅。氣少血多則瘦。跟空。血氣皆少則喜轉筋。踵下痛。手陽明之上。血氣盛則髯美。血少氣多則髯惡。血氣皆少則無髯。手陽明之下。血氣盛則腋下毛美。手魚肉以溫。氣血皆少則手瘦以寒。手少陽之上。血氣盛則眉美以長。耳色美。血氣皆少則耳焦惡色。手少陽之下。血氣盛則手捲多肉以溫。血氣皆少則寒以瘦。氣少血多則瘦以多脈。手太陽之上。血氣盛則有多鬚。面多肉以平。血氣皆少則面瘦惡色。手太陽之下。血氣盛則掌肉充滿。血氣皆少則掌瘦以寒。黃帝曰。二十五人者。刺之有約乎。岐伯曰。美眉者。足太陽之脈氣血多。惡眉者。血氣少。其肥而澤者。血氣有餘。肥而不澤者。氣有餘。血不足。瘦而無澤者。氣血俱不足。審察其形氣有餘不足而調之。可以知逆順矣。黃帝曰。刺其諸陰陽奈何。岐伯曰。按其寸口人迎以調陰陽切循其經絡之凝濇結而不通者此於身皆爲痛痺甚則不行故凝濇凝濇者致氣以溫之血和乃止其結絡者脉結血不和決之乃行故曰氣有餘於上者導而下之氣不足於上者推而休之其稽留不至者因而迎之必眀於經隧乃能持之寒與熱爭者導而行之其宛陳血不結者則而予之必先眀知二十五人則血氣之所在

左右上下。刺約畢也。

鈇音第慆他刀切鮫音交胻音杭瘃只玉切

黄帝素問靈樞經卷之九

黄帝素問靈樞經卷之十

〇五音五味第六十五

右徵與少徵，調右手太陽上。

左商與左徵，調左手陽明上。

少徵與大宫，調左手陽明上。

右角與大角，調右足少陽下。

大徵與少徵，調左手太陽上。

衆羽與少羽，調右足太陽下。

少商與右商。調右手太陽下。
桎羽與衆羽。調右足太陽下。
少宮與大宮。調右足陽明下。
判角與少角。調右足少陽下。
釱商與上商。調右足陽明下。
釱商與上角。調左足太陽下。
上徵與右徵同。穀麥。畜羊。果杏。
手少陽藏心。色赤。味苦。時夏。

上羽與大羽同。穀大豆。畜彘。果栗。

足少陰藏腎。色黑。味鹹。時冬。

上宮與大宮同。穀稷。畜牛。果棗。

足太陰藏脾。色黃。味甘。時季夏。

上商與右商同。穀黍。畜雞。果桃。

手太陰藏肺。色白。味辛。時秋。

上角與大角同。穀麻。畜犬。果李。

足厥陰藏肝。色青。味酸。時春。

大宮與上角。同右足陽明上。
左角與大角。同左足陽明上。
少羽與大羽。同右足大陽下。
左商與右商。同左手陽明上。
加宮與大宮。同左足少陽上。
質判與大宮。同左手太陽下。
判角與大角。同左足少陽下。
大羽與大角。同右足太陽上。

大角與大宫同。右足少陽上。

右徵。少徵。質徵。上徵。判徵。

右角。釱角。上角。大角。判角。

右商。少商。釱商。上商。左商。

少宫。上宫。大宫。加宫。左角宫

衆羽。桎羽。上羽。大羽。少羽。

黃帝曰。婦人無鬚者。無血氣乎。岐伯曰。衝脉任脉。皆起於胞中。上循背裏。爲經絡之海。其浮而外者。循腹右。上行會於咽喉。別而絡脣口。血氣盛則充膚熱肉。血獨盛則澹滲皮膚。生毫毛。今婦人之生。有餘於氣。不足於血。以其數脱血也。衝任之脉。不榮口脣。故鬚不生焉。黄帝曰。士人有傷於陰。陰氣絶而不起。陰不用。然其鬚不去。其故何也。宦者獨去何也。願聞其故。岐伯曰。宦者去其宗筋。傷其衝脉。血寫不復。皮膚内結。脣口不榮。故鬚不生。黄帝曰。其有天宦者。未嘗被傷。不脫於血。然其鬚不生。其故何也。岐伯曰。此天之所不足也。其任衝不盛。宗筋不成。有氣無血。脣口不榮。故鬚不生。黃帝曰。善乎哉。聖人之通萬物也。若日月之光影。音聲鼓響。聞其聲而知其形。其非夫子。孰能明萬物之精。是故聖人。視其顏色黃赤者。多熱氣。青白者。少熱氣。黑色者。多血少氣。美眉者。太陽多血。通髯極鬚者。少陽多血。美鬚者。陽明多血。此其時然也。夫人之常數。太陽常多血少氣。少陽常多氣少血。陽明常多血多氣。厥陰常多氣少血。少陰常多血少氣。太陰常多血少氣。此天之常數也。

○百病始生第六十六

黄帝問于歧伯曰。夫百病之始生也。皆生於風雨寒暑。清濕喜怒。喜怒不節則傷藏。風雨則傷上。清濕則傷下。三部之氣。所傷異類。願聞其會。岐伯曰。三部之氣各不同。或起於陰。或起於陽。請言其方。喜怒不節則傷藏。藏傷則病起於陰也。清濕襲虛。則病起於下。風雨襲虛。則病起於上。是謂三部。至於其淫泆。不可勝數。黃帝曰。余固不能數。故問先師。願卒聞其道。岐伯曰。風雨寒熱。不得虛。邪不能獨傷人。卒然逢疾風暴雨而不病者。蓋無虛。故邪不能獨傷人。此必因虛邪之風。與其身形。

兩虛相得。乃客其形。兩實相逢。衆人肉堅。其中於虛邪也。因於天時。與其身形。參以虛實。大病乃成。氣有定舍。因處爲名。上下中外。分爲三員。是故虛邪之中人也。始於皮膚。皮膚緩則腠理開。開則邪從毛髮入。入則抵深。深則毛髮立。毛髮立則淅然。故皮膚痛。留而不去。則傳舍於絡脈。在絡之時。痛於肌肉。其痛之時息。大經乃代。留而不去。傳舍於經。在經

之時。洒淅喜驚。留而不去。傳舍於輸。在輸之
時。六經不通四肢。則肢節痛。腰脊乃強。留而
不去。傳舍於伏衝之脉。在伏衝之時。體重身
痛。留而不去。傳舍於腸胃。在腸胃之時。賁響
腹脹。多寒、則腸鳴飧泄。食不化。多熱則溏出
麋。留而不去。傳舍於腸胃之外。募原之間。留
著於脉。稽留而不去。息而成積。或著孫脉。或
著絡脉。或著經脉。或著輸脉。或著於伏衝之

脉。或著於膂筋。或著於腸胃之募原。上連於緩筋。邪氣淫泆。不可勝論。黄帝曰。願盡聞其所由然。岐伯曰。其著孫絡之脉而成積者。其積往來上下。臂手孫絡之居也。浮而緩。不能句積而止之。故往來移行腸胃之間。水湊滲注灌。濯濯有音。有寒則䐜䐜滿雷引。故時切痛。其著於陽明之經。則挾臍而居。飽食則益大。饑則益小。其著於緩筋也。似陽明之積。飽食則痛饑則安。其著於腸胃之募原也。痛而外連於緩筋。飽食則安。饑則痛。其著於伏衝之脉者。揣之應手而動。發手則熱氣下於兩股。如湯沃之狀。其著於膂筋在腸後者。饑則積見。飽則積不見。按之不得。其著於輸之脉者。閉塞不通。津液不下。孔竅乾壅。此邪氣之從外入内。從上下也。黄帝曰。積之始生。至其已成奈何。岐伯曰。積之始生。得寒乃生。厥乃成積也。黃帝曰。其成積奈何。岐伯曰。厥氣生足悗。悗生脛寒。脛寒則血脉凝濇。血脉凝濇則寒氣上入於腸胃。入於腸胃則䐜脹。䐜脹則腸外之汁沫迫聚不得散。日以成積。卒然多食飲。則腸滿。起居不節。用力過度。則絡脉傷。陽絡傷則血外溢。血外溢則衄血。陰絡傷則血內溢。血內溢則後血。腸胃之絡傷。則血溢於腸外。腸外有寒。汁沫與血相摶。則并合凝聚不得散。而積成矣卒然外中於寒。若內傷於憂怒。則氣上逆。氣上逆則六輸不通。溫氣不行。凝血蘊裹而不散。津液濇滲。著而不去。而積皆成矣。黃帝曰。其生於陰者。奈何。岐伯曰。憂思傷心。重寒傷肺。忿怒傷肝。醉以入房。汗出當風傷脾。用力過度若入房汗出浴。則傷腎。此內外三部之所生病者也。黃帝曰。善。治之奈何。岐伯答曰。察其所痛。以知其應。

有餘不足。當補則補。當寫則寫。毋逆天時。是謂至治。 泆音亦

○行鍼第六十七

黃帝問于岐伯曰。余聞九鍼於夫子。而行之於百姓。百姓之血氣。各不同形。或神動而氣先鍼行。或氣與鍼相逢。或鍼已出。氣獨行。或數刺乃知。或發鍼而氣逆。或數刺病益劇。凡此六者。各不同形。願聞其方。岐伯曰。重陽之

人其神易動其氣易往也黃帝曰何謂重陽
之人岐伯曰重陽之人熇熇高高言語善疾
舉足善高心肺之藏氣有餘陽氣滑盛而揚
故神動而氣先行黃帝曰重陽之人而神不
先行者何也岐伯曰此人頗有陰者也黃帝
曰何以知其頗有陰也岐伯曰多陽者多喜
多陰者多怒數怒者易解故曰頗有陰其陰
陽之離合難故其神不能先行也黃帝曰其

氣與鍼相逢。奈何。岐伯曰。陰陽和調。而血氣淖澤滑利。故鍼入而氣出。疾而相逢也。黃帝曰。鍼已出而氣獨行者。何氣使然。岐伯曰。其陰氣多而陽氣少。陰氣沉而陽氣浮者內藏。故鍼已出。氣乃隨其後。故獨行也。黃帝曰。數刺乃知。何氣使然。岐伯曰。此人之多陰而少陽。其氣沉而氣往難。故數刺乃知也。黃帝曰。鍼入而氣逆者。何氣使然。岐伯曰。其氣逆與其數刺病益甚者。非陰陽之氣。浮沉之勢也。此皆麤之所敗。上之所失。其形氣無過焉。

○上膈第六十八

黃帝曰。氣爲上膈者。食飲入而還出。余已知之矣。蟲爲下膈。下膈者。食晬時乃出。余未得其意。願卒聞之。岐伯曰。喜怒不適。食飲不節。寒温不時。則寒汁流於腸中。流於腸中則蟲寒。蟲寒則積聚。守於下管。則腸胃充郭。衛氣不營。邪氣居之。人食則蟲上食。蟲上食則下管虛。下管虛則邪氣勝之。積聚以留。留則癰成。癰成則下管約。其癰在管內者。即而痛深。其癰在外者。則癰外而痛浮。癰上皮熱黃帝曰。刺之奈何。岐伯曰。微按其癰。視氣所行。先淺刺其傍。稍內益深。還而刺之。毋過三行。察其沉浮。以爲深淺。已刺必熨。令熱入中。日使熱內。邪氣益衰。大癰乃潰。伍以參禁。以除其

內。恬憺無爲。乃能行氣。後以鹹苦。化穀乃下矣。潰音會

○憂恚無言第六十九

黃帝問於少師曰。人之卒然憂恚。而言無音者。何道之塞。何氣出行。使音不彰。願聞其方。少師荅曰。咽喉者。水穀之道也。喉嚨者。氣之所以上下者也。會厭者。音聲之戶也。口脣者。音聲之扇也。舌者。音聲之機也。懸雍垂者。音

聲之關也頏顙者分氣之所泄也橫骨者神氣所使主發舌者也故人之鼻洞涕出不收者頏顙不開分氣失也是故厭小而疾薄則發氣疾其開闔利其出氣易其厭大而厚則開闔難其氣出遲故重言也人卒然無音者寒氣客于厭則厭不能發發不能下至其開闔不致故無音黃帝曰刺之柰何岐伯曰足之少陰上繫於舌絡於橫骨終於會厭兩寫

其血脈。濁氣乃辟。會厭之脈。上絡任脈。取之天突。其厭乃發也。

○寒熱第七十

黃帝問于岐伯曰。寒熱瘰癧在於頸腋者。皆何氣使生。岐伯曰。此皆鼠瘻寒熱之毒氣也。留於脈而不去者也。黃帝曰。去之奈何。岐伯曰。鼠瘻之本。皆在於藏。其末上出於頸腋之間。其浮於脈中。而未內著於肌肉。而外爲膿血者。易去也。黃帝曰。去之奈何。岐伯曰。請從其本引其末。可使衰去。而絕其寒熱。審按其道以予之。徐往徐來以去之。其小如麥者。一刺知。三刺而已。黃帝曰。決其生死奈何。岐伯曰。反其目視之。其中有赤脈。上下貫瞳子。見一脈。一歲死。見一脈半。一歲半死。見二脈。二歲死。見二脈半。二歲半死。見三脈。三歲而死。見赤脈不下貫瞳子。可治也。

○邪客第七十一

黃帝問于伯高曰。夫邪氣之客人也。或令人目不瞑不臥出者。何氣使然。伯高曰。五穀入于胃也。其糟粕津液宗氣分爲三隧。故宗氣積于胷中。出于喉嚨。以貫心脉。而行呼吸焉。營氣者。泌其津液。注之於脉。化以爲血。以榮四末。内注五藏六府。以應刻數焉。衛氣者出其悍氣之慓疾。而先行於四末分肉皮膚之間。而不休者也。晝日行於陽。夜行於陰。常從足少陰之分間。行於五藏六府。今厥氣客於五藏六府。則衛氣獨衛其外。行於陽。不得入於陰。行於陽則陽氣盛。陽氣盛則陽蹻陷。不得入於陰。陰虛。故目不瞑。黃帝曰善。治之奈何。伯高曰。補其不足。寫其有餘。調其虛實。以通其道。而去其邪。飲以半夏湯一劑。陰陽已通。其臥立至。黃帝曰。善。此所謂決瀆壅塞。經絡大通陰陽和得者也願聞其方伯高曰其湯方以流水千里以外者八升揚之萬遍取其清五升煑之炊以葦薪火沸置秫米一升治半夏五合徐炊令竭爲一升半去其滓飲汁一小杯日三稍益以知爲度故其病新發者覆杯則臥汗出則已矣久者三飲而已也

黃帝問於伯高曰願聞人之肢節以應天地奈何伯高荅曰天圓地方人頭圓足方以應

之。天有日月。人有兩目。地有九州。人有九竅。天有風雨。人有喜怒。天有雷電。人有音聲。天有四時。人有四肢天有五音。人有五藏。天有六律。人有六府。天有冬夏。人有寒熱。天有十日。人有手十指辰有十二。人有足十指莖垂以應之。女子不足二節。以抱人形。天有陰陽。人有夫妻。歲有三百六十五日。人有三百六十節。地有高山。人有肩膝。地有深谷。人有腋膕。地有十二經水，人有十二經脈。地有泉脈，人有衛氣。地有草蓂，人有毫毛。天有晝夜，人有臥起。天有列星，人有牙齒。地有小山，人有小節。地有山石，人有高骨。地有林木，人有募筋。地有聚邑，人有䐃肉。歲有十二月，人有十二節。地有四時不生草，人有無子。此人與天地相應者也。黄帝問于岐伯曰：余願聞持鍼之數，内鍼之理，縱舍之意，扞皮開腠理，柰何。

脈之屈折。出入之處。焉至而出。焉至而止。焉至而徐。焉至而疾。焉至而入。六府之輸於身者。余願盡聞。少序別離之處。離而入陰。別而入陽。此何道而從行。願盡聞其方。岐伯曰。帝之所問。鍼道畢矣。黃帝曰。願卒聞之。岐伯曰。手太陰之脈。出於大指之端。內屈。循白肉際。至本節之後大淵。留以澹。外屈。上於本節下。內屈。與陰諸絡會於魚際。數脈幷注。其氣滑利。伏行壅骨之下。外屈。出於寸口而行。上至於肘內廉。入於大筋之下。內屈。上行臑陰。入腋下。內屈走肺。此順行逆數之屈折也。心主之脉。出於中指之端。內屈。循中指內廉以上。留於掌中。伏行兩骨之間。外屈。出兩筋之間。骨肉之際。其氣滑利。上二寸。外屈。出行兩筋之間。上至肘內廉。入於小筋之下。留兩骨之會。上入於胷中。內絡於心脉。黃帝曰。手少陰之脉。獨無腧。何也。岐伯曰。少陰。心脉也。心者。五藏六府之大主也。精神之所舍也。其藏堅固。邪弗能容也。容之則心傷。心傷則神去。神去則死矣。故諸邪之在於心者。皆在於心之包絡。包絡者。心主之脉也。故獨無腧焉。黃帝曰。少陰獨無腧者。不病乎。岐伯曰。其外經病而藏不病。故獨取其經於掌後銳骨之端。其餘脉出入屈折。其行之徐疾。皆如手少陰心主之脉行也。故本腧者。皆因其氣之虛實疾徐以取之。是謂因衝而寫因衰而補。如是者邪氣得去。眞氣堅固。是謂因天之序。黃帝曰。持鍼縱舍奈何。岐伯曰。必先明知十二經脉之本末。皮膚之寒熱。脉之盛衰滑濇。其脉滑而盛者。病日進。虛而細者。久以持。大以濇者。爲痛痺。陰陽如一者。病難治。其本末尚熱者。病尚在。其熱以衰者。其病亦去矣。持其尺察

其肉之堅脆大小滑濇寒溫燥濕因視目之
五色以知五藏而決死生視其血脉察其色
以知其寒熱痛痺黄帝曰持鍼縱舍余未得
其意也岐伯曰持鍼之道欲端以正安以静
先知虚實而行疾徐左手執骨右手循之無
與肉果寫欲端以正補必閉膚輔鍼導氣邪
得淫泆眞氣得居黄帝曰扞皮開腠理奈何
岐伯曰因其分肉左别其膚微内而徐端之

適神不散邪氣得去黃帝問於岐伯曰人有八虛各何以候岐伯荅曰以候五藏黃帝曰候之奈何岐伯曰肺心有邪其氣留於兩肘肝有邪其氣流于兩腋脾有邪其氣留于兩髀腎有邪其氣留于兩膕凡此八虛者皆機關之室真氣之所過血絡之所遊邪氣惡血固不得住留住留則傷筋絡骨節機關不得屈伸故痀攣也

泌兵媚切　扞苦旱切　痀音拘

○通天第七十二

黄帝問于少師曰。余嘗聞人有陰陽。何謂陰人。何謂陽人。少師曰。天地之間。六合之内。不離於五。人亦應之。非徒一陰一陽而已也。而略言耳。口弗能徧明也。黄帝曰。願略聞其意。有賢人聖人。心能備而行之乎。少師曰。蓋有太陰之人。少陰之人。太陽之人。少陽之人。陰陽和平之人。凡五人者。其態不同。其筋骨氣血各不等。黃帝曰。其不等者。可得聞乎。少師曰。太陰之人。貪而不仁。下齊湛湛。好內而惡出。心和而不發。不務於時。動而後之。此太陰之人也。○少陰之人。小貪而賊心。見人有亡。常若有得。好傷好害。見人有榮。乃反慍怒。心疾而無恩。此少陰之人也。○太陽之人。居處于于。好言大事。無能而虛說。志發於四野。舉措不顧是非。爲事如常自用。事雖敗而常無悔。此太陽之人也。○少陽之人。諟諦好自貴。有小小官。則高自宜。好爲外交。而不內附。此少陽之人也。○陰陽和平之人。居處安靜。無爲懼懼。無爲欣欣。婉然從物。或與不爭。與時變化。尊則謙謙。譚而不治。是謂至治。古之善用鍼艾者。視人五態。乃治之。盛者寫之。虛者補之。黃帝曰。治人之五態奈何。少師曰。太陰之人多陰而無陽其陰血濁其衛氣濇陰陽不和緩筋而厚皮不之疾寫不能移之〇少陰之人多陰少陽小胃而大腸六府不調其陽明脈小而太陽脈大必審調之其血易脫其氣易敗也〇太陽之人多陽而少陰必謹調之無脫其陰而寫其陽陽重脫者易狂陰陽皆脫者暴死不知人也〇少陽之人多陽少陰經小而絡大血在中而氣外實陰而虛

陽。獨寫其絡脉。則強氣脫而疾中氣不足病不起也。○陰陽和平之人。其陰陽之氣和。血脉調謹診其陰陽。視其邪正。安容儀審有餘不足。盛則寫之。虛則補之。不盛不虛。以經取之。此所以調陰陽。別五態之人者也。黃帝曰。夫五態之人者。相與毋故。卒然新會。未知其待也。何以別之。少師荅曰。衆人之屬。不如五態之人者。故五五二十五人。而五態之人不與焉。五態之人。尤不合於衆者也。黃帝曰。別五態之人奈何。少師曰。太陰之人。其狀黮黮然黑色。念然下意。臨臨然長大。膕然未僂。此太陰之人也。○少陰之人。其狀清然竊然。固以陰賊。立而躁嶮。行而似伏。此少陰之人也。○太陽之人。其狀軒軒儲儲。反身折膕。此太陽之人也。○少陽之人。其狀立則好仰。行則好搖。其兩臂兩肘。則常出於背。此少陽之人也。陰陽和平之人，其狀委委然，隨隨然，顒顒然，愉愉然，䁥䁥然，豆豆然，衆人皆曰君子。此陰陽和平之人也。

諟上紙切　黮直稔切　䁥辭緣切

黃帝素問靈樞經卷之十

黃帝素問靈樞經卷之十一

○官能第七十三

黃帝問于岐伯曰。余聞九鍼於夫子。衆多矣。不可勝數。余推而論之。以爲一紀。余司誦之。子聽其理。非則語余。請其正道。令可久傳。後世無患。得其人乃傳。非其人勿言。岐伯稽首再拜曰。請聽聖王之道。黃帝曰。用鍼之理。必知形氣之所在。左右上下。陰陽表裏。血氣多少。行之逆順。出入之合。謀伐有過。知解結。知補虛寫實。上下氣門。明通於四海。審其所在。寒熱淋露。以輸異處。審於調氣。明於經隧。左右肢絡。盡知其會。寒與熱爭。能合而調之。虛與實鄰。知決而通之。左右不調。把而行之。明於逆順。乃知可治。陰陽不奇。故知起時。審於本末。察其寒熱。得邪所在。萬刺不殆。知官九鍼。刺道畢矣。明於五輸。徐疾所在。屈伸出入。

皆有條理。言陰與五合。於五行。五藏六府。亦有所藏。四時八風。盡有陰陽。各得其位。合於明堂。各處色部。五藏六府。察其所痛。左右上下。知其寒溫。何經所在。審皮膚之寒溫滑澀。知其所苦。膈有上下。知其氣所在。先得其道。稀而疏之。稍深以留。故能徐入之。大熱在上。推而下之。從下上者。引而去之。視前痛者。常先取之。大寒在外。留而補之。入於中者。從合寫之鍼所不爲灸之所宜上氣不足推而揚之下氣不足積而從之陰陽皆虛火自當之厥而寒甚骨廉陷下寒過於膝下陵三里陰絡所過得之留止寒入於中推而行之經陷下者火則當之結絡堅緊火所治之不知所苦兩蹻之下男陰女陽良工所禁鍼論畢矣

用鍼之服必有法則上視天光下司八正以辟奇邪而觀百姓審於虛實無犯其邪是得

天之露。遇歲之虛。救而不勝。反受其殃。故曰必知天忌。乃言鍼意。法於往古。驗於來今。觀於窈冥。通於無窮。麤之所不見。良工之所貴。莫知其形。若神髣髴。邪氣之中人也。洒淅動形。正邪之中人也。微先見於色。不知於其身。若在若無。若亡若存。有形無形。莫知其情。是故上工之取氣。乃救其萌芽。下工守其已成。因敗其形。是故工之用鍼也。知氣之所在而守其門戶。明於調氣。補寫所在。徐疾之意。所取之處。寫必用員。切而轉之。其氣乃行。疾而徐出。邪氣乃出。伸而迎之。遥大其穴。氣出乃疾。補必用方。外引其皮。令當其門。左引其樞。右推其膚。微旋而徐推之。必端以正。安以静。堅心無解。欲微以留。氣下而疾出之。推其皮。蓋其外門。眞氣乃存。用鍼之要。無忘其神。雷公問於黄帝曰。鍼論曰。得其人乃傳。非其人勿言。何以知其可傳。黃帝曰。各得其人。任之其能。故能明其事。雷公曰。願聞官能奈何。黃帝曰。明目者。可使視色。聰耳者。可使聽音。捷疾辭語者。可使傳論。語徐而安靜。手巧而心審諦者。可使行鍼艾。理血氣而調諸逆順。察陰陽而兼諸方。緩節柔筋而心和調者。可使導引行氣。疾毒言語輕人者。可使唾癰呪病。爪苦手毒。為事善傷者。可使按積抑痹。各得其能方。乃可行。其名乃彰。不得其人。其功不成。其師無名。故曰得其人乃言。非其人勿傳。此之謂也。手毒者。可使試按龜。置龜於器下。而按其上。五十日而死矣。手甘者。復生如故也。出入之合一本作會把而行之一本作犯窮而行之冥一本作冥冥

○論疾診尺第七十四

黃帝問于岐伯曰。余欲無視色持脉。獨調其

尺以言其病。從外知內。爲之奈何。岐伯曰。審其尺之緩急小大滑濇。肉之堅脆。而病形定矣。視人之目窠上微癰。如新臥起狀。其頸脉動。時欬。按其手足上。窅而不起者。風水膚脹也。尺膚滑其淖澤者。風也。尺肉弱者。解㑊安臥。脫肉者。寒熱不治。尺膚滑而澤脂者。風也。尺膚濇者。風痹也。尺膚麤如枯魚之鱗者。水泆飲也。尺膚熱甚。脉盛躁者。病溫也。其脉盛而滑者。病且出也。尺膚寒。其脉小者。泄少氣。尺膚炬然先熱後寒者。寒熱也。尺膚先寒、久大之而熱者。亦寒熱也。肘所獨熱者。腰以上熱。手所獨熱者。腰以下熱。肘前獨熱者。膺前熱。肘後獨熱者。肩背熱。臂中獨熱者。腰腹熱。肘後麤以下三四寸熱者。腸中有蟲。掌中熱者。腹中熱。掌中寒者。腹中寒。魚上白肉有青血脉者。胃中有寒。尺炬然熱。人迎大者。當奪血尺堅大脉小甚少氣悗有加立死目赤色者病在心。白在肺。青在肝。黃在脾。黑在腎。黃色不可名者病在胷中。診目痛。赤脉從上下者太陽病。從下上者陽明病。從外走內者少陽病。診寒熱。赤脉上下至瞳子。見一脉一歲死。見一脉半。一歲半死。見二脉二歲死。見二脉半。二歲半死。見三脉。三歲死。診齲齒痛。按其陽之來有過者。獨熱在左。右熱在右。右熱在上。上熱在下。下熱診血脉者多赤多熱多青多痛多黑爲久痺多赤多黑多青皆見者。寒熱身痛而色微黄。齒垢黄。爪甲上黄。黄疸也安臥小便黄赤。脉小而濇者不嗜食。人病其寸口之脉。與人迎之脉小大等。及其浮沉等者。病難已也女子手少陰脉動甚者姙子。嬰兒病。其頭毛皆逆上者必死。耳間青脉起者掣痛。大便赤瓣飧泄。脉小者手足寒難已。

飧泄脉小手足溫泄易已四時之變寒暑之勝重陰必陽重陽必陰故陰主寒陽主熱故寒甚則熱熱甚則寒故曰寒生熱熱生寒此陰陽之變也故曰冬傷於寒春生癉熱春傷於風夏生後泄腸澼夏傷於暑秋生痎瘧秋傷於濕冬生咳嗽是謂四時之序也

目窠音科　窅音杳　炬然及許切亦作及然　齲丘禹切齒蠹　掣尺列切　痎瘧上音皆瘦瘧也

○刺節眞邪第七十五

黃帝問于歧伯曰余聞刺有五節奈何歧伯曰固有五節一曰振埃二曰發矇三曰去爪四曰徹衣五曰解惑黃帝曰夫子言五節余未知其意歧伯曰振埃者刺外經去陽病也發矇者刺府輸去府病也去爪者刺關節肢絡也徹衣者盡刺諸陽之奇輸也解惑者盡知調陰陽補寫有餘不足相傾移也黃帝曰刺

節言振埃夫子乃言刺外經去陽病余不知其所謂也願卒聞之岐伯曰振埃者陽氣大逆上滿於胷中憤䐜肩息大氣逆上喘喝坐伏病惡埃煙餲不得息請言振埃尚疾於振埃黃帝曰善取之何如岐伯曰取之天容黃帝曰其欬上氣窮詘胷痛者取之奈何岐伯曰取之廉泉黃帝曰取之有數乎岐伯曰取天容者無過一里取廉泉者血變而止帝曰

善哉。黃帝曰：刺節言發矇，余不得其意。夫發矇者，耳無所聞，目無所見。夫子乃言刺府輸，去府病，何輸使然？願聞其故。岐伯曰：妙乎哉問也！此刺之大約，鍼之極也，神明之類也，口說書卷，猶不能及也。請言發矇耳，尚疾於發矇也。黃帝曰：善。願卒聞之。岐伯曰：刺此者，必於日中，刺其聽宫，中其眸子，聲聞於耳，此其輸也。黃帝曰：善。何謂聲聞於耳？岐伯曰：刺邪以手堅按其兩鼻竅而疾偃其聲必應於鍼也黃帝曰善此所謂弗見爲之而無目視見而取之神明相得者也黃帝曰刺節善去爪夫子乃言刺關節肢絡願卒聞之歧伯曰腰脊者身之大關節也肢脛者人之管以趨翔也莖垂者身中之機陰精之候津液之道也故飲食不節喜怒不時津液內溢乃下留於睾血道不通日大不休俛仰不便趨翔不能

此病榮然有水，不上不下，鈹石所取，形不可匿，常不得蔽，故命曰去爪。帝曰：善。黄帝曰：刺節言徹衣，夫子乃言盡刺諸陽之奇輸，未有常處也，願卒聞之。歧伯曰：是陽氣有餘而陰氣不足，陰氣不足則内熱，陽氣有餘則外熱，内熱相搏，熱於懷炭，外畏綿帛近，不可近身，又不可近席，腠理閉塞，則汗不出，舌焦脣槁，腊乾嗌燥，飲食不讓美惡。黄帝曰：善。取之奈何歧伯曰或之於其天府大杼三痏又刺中膂以去其熱補足手太陰以去其汗熱去汗稀疾於徹衣黃帝曰善黃帝曰刺節言解惑夫子乃言盡知調陰陽補寫有餘不足相傾移也惑何以解之歧伯曰大風在身血脉偏虛虛者不足實者有餘輕重不得傾側宛伏不知東西不知南北乍上乍下乍反乍覆顛倒無常甚於迷惑黃帝曰善取之奈何歧伯

曰寫其有餘補其不足陰陽平復用鍼若此疾於解惑黄帝曰善請藏之靈蘭之室不敢妄出也黄帝曰余聞刺有五邪何謂五邪岐伯曰病有持癰者有容大者有狹小者有熱者有寒者是謂五邪黄帝曰刺五邪奈何岐伯曰凡刺五邪之方不過五章癉熱消滅腫聚散亡寒痹益溫小者益陽大者必去請道其方凡刺癰邪無迎隴易俗移性不得膿脆

道更行去其鄉不安處所乃散亡諸陰陽過
癰者取之其輸寫之凡刺大邪曰以小泄奪
其有餘乃益虛剽其通鍼其邪肌肉親視之
毋有反其眞刺諸陽分肉間凡刺小邪曰以
大補其不足乃無害視其所在迎之界遠近
盡至其不得外侵而行之乃自費刺分肉間
凡刺熱邪越而蒼出遊不歸乃無病爲開通
辟門戶使邪得出病乃已凡刺寒邪曰以溫

徐往徐來致其神門戶已閉氣不分虛實得
調其氣存也黃帝曰官鍼奈何岐伯曰刺癰
者用鈹鍼刺大者用鋒鍼刺小者用員利鍼
刺熱者用鑱鍼刺寒者用毫鍼也請言解論
與天地相應與四時相副人參天地故可爲
解下有漸洳上生葦蒲此所以知形氣之多
少也陰陽者寒暑也熱則滋雨而在上根荄
少汁人氣在外皮膚緩腠理開血氣減汁大

泄皮淖澤，寒則地凍水冰，人氣在中，皮膚緻，腠理閉，汗不出，血氣強，肉堅濇。當是之時，善行水者，不能往冰；善穿地者，不能鑿凍；善用鍼者，亦不能取四厥；血脉凝結，堅搏不往來者，亦未可即柔。故行水者，必待天温冰釋凍解，而水可行，地可穿也。人脉猶是也，治厥者，必先熨調和其經，掌與腋、肘與脚、項與脊以調之，火氣已通，血脉乃行，然後視其病，脉淖澤者刺而平之堅緊者破而散之氣下乃止此所謂以解結者也用鍼之類在於調氣氣積於胃以通營衛各行其道宗氣留於海其下者注於氣街其上者走於息道故厥在於足宗氣不下脉中之血凝而留止弗之火調弗能取之用鍼者必先察其經絡之實虛切而循之按而彈之視其應動者乃後取之而下之六經調者謂之不病雖病謂之自已也

一經上實下虛而不通者。此必有横絡盛加於大經。令之不通。視而寫之。此所謂解結也。上寒下熱。先刺其項太陽。久留之。已刺則熨項與肩胛。令熱下合乃止。此所謂推而上之者也。上熱下寒。視其虛脉而陷之於經絡者。取之。氣下乃止。此所謂引而下之者也。大熱徧身。狂而妄見妄聞妄言。視足陽明及大絡取之。虛者補之。血而實者寫之。因其偃臥居其頭前以兩手四指挾按頸動脉久持之卷而切推下至缺盆中而復止如前熱去乃止此所謂推而散之者也黄帝曰有一脉生數十病者或痛或癰或熱或寒或痒或痺或不仁變化無窮其故何也岐伯曰此皆邪氣之所生也黄帝曰余聞氣者有真氣有正氣有邪氣何謂真氣岐伯曰真氣者所受於天與穀氣幷而充身也正氣者正風也從一方來

非實風又非虛風也邪氣者虛風之賊傷人也其中人也深不能自去正風者其中人也淺合而自去其氣來柔弱不能勝真氣故自去虛邪之中人也洒淅動形起毫毛而發腠理其入深内搏於骨則爲骨痺搏於筋則爲筋攣搏於脉中則爲血閉不通則爲癰搏於肉與衛氣相搏陽勝者則爲熱陰勝者則爲寒寒則真氣去去則虛虛則寒搏於皮膚之

間。其氣外發。腠理開。毫毛搖。氣往來行。則爲
痒。留而不去。則痺。衛氣不行。則爲不仁。虛邪
偏容於身半。其入深。內居榮衛。榮衛稍衰。則
眞氣去。邪氣獨留。發爲偏枯。其邪氣淺者。脈
偏痛。虛邪之入於身也深。寒與熱相搏。久留
而內著。寒勝其熱。則骨疼肉枯。熱勝其寒。則
爛肉腐肌爲膿。內傷骨。內傷骨爲骨蝕。有所
疾前筋。筋屈不得伸。邪氣居其間而不反。發

於筋溜。有所結。氣歸之。衛氣留之。不得反。津液久留。合而爲腸溜。久者。數歲乃成。以手按之柔。已有所結。氣歸之。津液留之。邪氣中之。凝結日以易甚。連以聚居。爲昔瘤。以手按之堅。有所結。深中骨。氣因於骨。骨與氣幷。日以益大。則爲骨疽。有所結。中於肉。宗氣歸之。邪留而不去。有熱則化而爲膿。無熱則爲肉疽。凡此數氣者。其發無常處。而有常名也。

餲音噎竅　腊思亦切　剽其匹妙切　漸洳上音

替下音如草根相牽引貌

○衛氣行第七十六

黃帝問於岐伯曰。願聞衛氣之行。出入之合。何如。岐伯曰。歲有十二月。日有十二辰。子午為經。卯酉為緯。天周二十八宿。而一面七星。四七二十八星。房昴為緯。虛張為經。是故房至畢為陽。昴至心為陰。陽主晝。陰主夜。故衛氣之行。一日一夜五十周於身。晝日行於陽二十五周。夜行於陰二十五周。周於五歲。是故平旦陰盡。陽氣出於目。目張則氣上行於頭。循項下足太陽。循背下至小指之端。其散者。別於目銳眥。下手太陽。下至手小指之間外側。其散者。別於目銳眥。下足少陽。注小指次指之間。以上循手少陽之分側。下至小指之間。別者以上至耳前。合於頷脈。注足陽明以下行。至跗上。入五指之間。其散者。從耳下下手陽明。入大指之間。入掌中。其至於足也。入足心。出內踝。下行陰分。復合於目。故爲一周。是故日行一舍。人氣行一周與十分身之八。日行二舍。人氣行二周於身與十分身之六。日行三舍。人氣行於身五周與十分身之四。日行四舍。人氣行於身七周與十分身之二。日行五舍。人氣行於身九周。日行六舍。人氣行於身十周與十分身之八。日行七舍。人氣行於身十二周在身與十分身之六。日行十四舍。人氣二十五周於身有奇分與十分身之四。陽盡於陰。陰受氣矣。其始入於陰。常從足少陰注於腎。腎注於心。心注於肺。肺注于肝。肝注于脾。脾復注于腎爲周。是故夜行一舍。人氣行於陰藏一周與十分藏之八。亦如陽行之二十五周。而復合於目。陰陽一日一夜。合有奇分十分身之四。與十分藏之二。是故人之所以臥起之時有早晏者。奇分不盡故也。黄帝曰。衛氣之在於身也。上下往來。不以期。候氣而刺之。奈何。伯高曰。分有多少。日有長短。春秋冬夏。各有分理。然後常以平旦爲紀。以夜盡爲始。是故一日一夜。水下百刻。二十五刻者。半日之度也。常如是毋已。日入而止。隨日之長短。各以爲紀而刺之。謹候其時。病可與期。失時反候者。百病不治。故曰。刺實者。刺其來也。刺虛者。刺其去也。此言氣存亡之時。以候虛實而刺之。是故謹候氣之所在而刺之。是謂逢時。在於三陽。必候其氣在於陽而刺之。病在於三陰。必候其氣在陰分而刺之。水下一刻。人氣在太陽。水下二刻。人氣在少陽。水下三刻。人氣在陽明。水下四刻。人氣在陰分。水下五刻。人氣在太陽。水下六刻。人氣在少陽。水下七刻。人氣在陽明。水下八刻。人氣在陰分。水下九刻。人氣在太陽。水下十刻。人氣在少陽。水下十一刻。人氣在陽明。水下十二刻。人氣在陰分。水下十三刻。人氣在太陽。水下十四刻。人氣在少陽。水下十五刻。人氣在陽明。水下十六刻。人氣在陰分。水下十七刻。人氣在太陽。水下十八刻。人氣在少陽。水下十九刻。人氣在陽明。水下二十刻。人氣在陰分。水下二十一刻。人氣在太陽。水下二十二刻。人氣在少陽。水下二十三刻。人氣在陽明。水下二十四刻。人氣在陰分。水下二十五刻。人氣在太陽。此半月之度也。從房至畢一十四舍。水下五十刻。日行半度。廻行一舍。水下三刻與七分刻之四。大要曰。常以日之加於宿上也。人氣在太陽。是故日行一舍。人氣行三陽行與陰分。常如是無已。

天與地同紀。紛紛盼盼。終而復始。一日一夜。水下百刻而盡矣。【盼盼】按太素音義云普巴切

○九宮八風第七十七

合八風虛實邪正

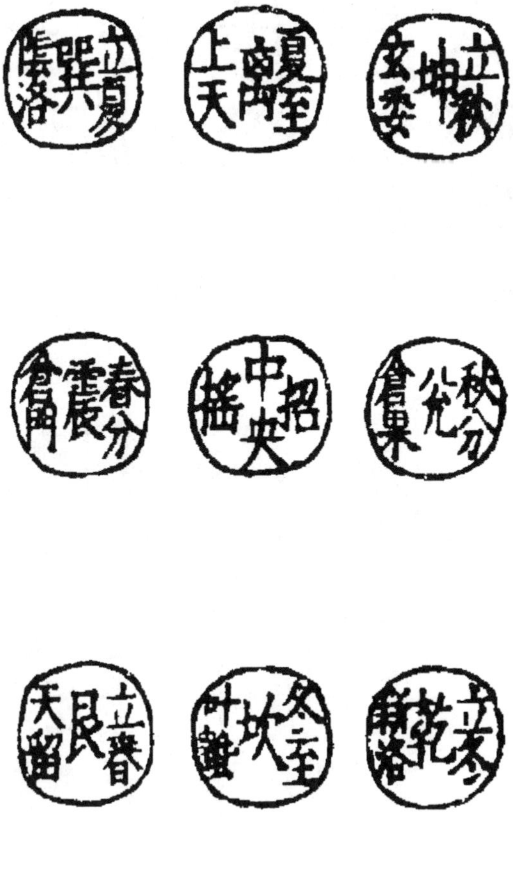

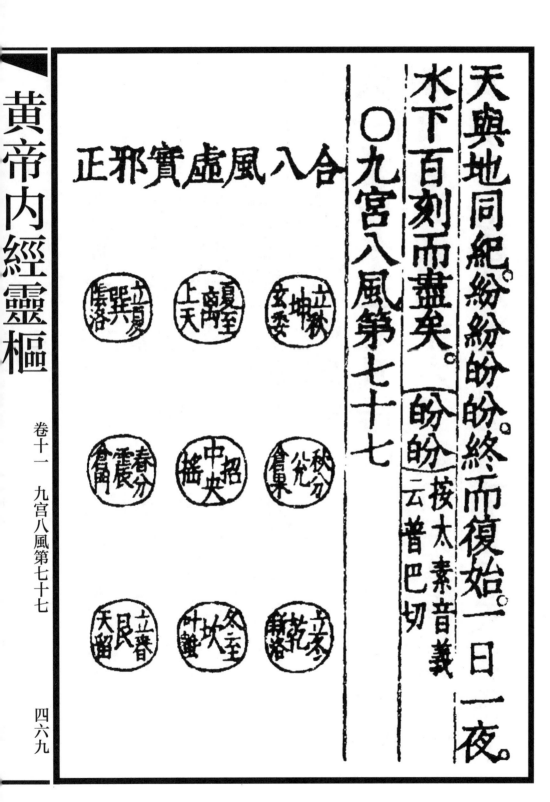

立秋二　玄委　西南方
秋分七　倉果　西方
立冬六　新洛　西北方
夏至九　上天　南方
招搖中央
冬至一　叶蟄　北方
立夏四　陰洛　東南方
春分三　倉門　東方
立春八　天留　東北方

大一常以冬至之日。居叶蟄之宫四十六日。明日居天留四十六日。明日居倉門四十六日。明日居陰洛四十五日。明日居天宫四十六日。明日居玄委四十六日。明日居倉果四十六日。明日居新洛四十五日。明日復居叶蟄之宫。曰冬至矣。太一日遊，以冬至之日居叶蟄之宫。數所在日從一處至九日。復反於一。常如是無已，終而復始。太一移日，天必應之以風雨，以其日風雨則吉，歲美民安少病矣。先之則多雨，後之則多汗。太一在冬至之日有變，占在君。太一在春分之日有變，占在相。太一在中宮之日有變。占在吏。太一在秋分之日有變。占在將。太一在夏至之日有變。占在百姓。所謂有變者。太一居五宮之日。病風折樹木。揚沙石。各以其所主。占貴賤。因視風所從來而占之。風從其所居之鄉來爲實風。主生。長養萬物。從其衝後來爲虚風。傷人者也。主殺。主害者。謹候虚風而避之。故聖人日避虚邪之道。如避矢石然。邪弗能害。此之謂也。是故太一入徙立於中宮。乃朝八風以占吉凶也。風從南方來。名曰大弱風。其傷人也。內舍於心。外在於脉。氣主熱。風從西南方來。名曰謀風。其傷人也。內舍於脾。外在於肌。其氣主爲弱。風從西方來。名曰剛風。其傷人也。內舍於肺。外在於皮膚。其氣主爲燥。風從西北方來。名曰折風。其傷人也。內舍於小腸。外在於手太陽脉。脉絶則溢。脉閉則結不通。

善暴死。風從北方來。名曰大剛風。其傷人也。内舍於腎。外在於骨與肩背之膂筋。其氣主爲寒也。風從東北方來。名曰凶風。其傷人也。内舍於大腸。外在於兩脇腋骨下及肢節。風從東方來。名曰嬰兒風。其傷人也。内舍於肝。外在於筋紐。其氣主爲身濕。風從東南方來。名曰弱風。其傷人也。内舍於胃。外在肌肉。其氣主體重。此八風皆從其虛之鄉來。乃能病

人。三虛相搏。則為暴病卒死。兩實一虛。病則
為淋露寒熱。犯其雨濕之地。則為痿。故聖人
避風如避矢石焉。其有三虛而偏中於邪風。
則為擊仆偏枯矣。

黃帝素問靈樞經卷第之十一

黄帝素問靈樞經卷之十二

○九鍼論第七十八

黄帝曰。余聞九鍼於夫子。衆多博大矣。余猶不能寤。敢問九鍼焉生。何因而有名。岐伯曰。九鍼者。天地之大數也。始於一而終於九。故曰。一以法天。二以法地。三以法人。四以法時。五以法音。六以法律。七以法星。八以法風。九以法野。黄帝曰。以鍼應九之數奈何。岐伯曰夫聖人之起。天地之數也。一而九之。故以立九野。九而九之。九九八十一。以起黄鍾數焉。以鍼應數也。一者。天也。天者。陽也。五藏之應天者肺。肺者。五藏六府之蓋也。皮者。肺之合也。人之陽也。故爲之治鍼。必以大其頭而鋭其末。令無得深入而陽氣出。二者。地也。人之所以應土者。肉也。故爲之治鍼。必筩其身而員其末。令無得傷肉分。傷則氣得竭。三者。人也人之所以成生者血脉也故爲之治鍼必大其身而員其末令可以按脉勿陷以致其氣令邪氣獨出四者時也時者四時八風之客於經絡之中爲瘤病者也故爲之治鍼必筩其身而鋒其末令可以寫熱出血而痼病竭五者音也音者冬夏之分分於子午陰與陽別寒與熱爭兩氣相搏合爲癰膿者也故爲之治鍼必令其末如劍鋒可以取大膿六

者律也律者調陰陽四時而合十二經脉虛邪客於經絡而爲暴痺者也故爲之治鍼必令尖如氂且員且鋭中身微大以取暴氣七者星也星者人之七竅邪之所客於經而爲痛痺舍於經絡者也故爲之治鍼令尖如蚊虻喙靜以徐往微以久留正氣因之眞邪俱往出鍼而養者也八者風也風者人之股肱八節也八正之虛風八風傷人內舍於骨解

腰脊節腠理之間。爲深痺也。故爲之治鍼。必長其身。鋒其末。可以取深邪遠痺。九者。野也。野者。人之節解皮膚之間也。淫邪流溢於身。如風水之狀。而溜不能過於機關大節者也。故爲之治鍼。令尖如挺。其鋒微員。以取大氣之不能過於關節者也。黃帝曰。鍼之長短有數乎。岐伯曰。一曰鑱鍼者。取法於巾鍼。去末寸半。卒銳之。長一寸六分。主熱在頭身也。二曰員鍼取法於絮鍼筩其身而卵其鋒長一寸六分主治分間氣三曰鍉鍼取法於黍粟之銳長三寸半主按脉取氣令邪出四曰鋒鍼取法於絮鍼筩其身鋒其末長一寸六分主癰熱出血五曰鈹鍼取法於劒鋒廣二分半長四寸主大癰膿兩熱爭者也六曰員利鍼取法於氂鍼微大其末反小其身令可深內也長一寸六分主取癰痹者也七曰毫鍼

取法於毫毛長一寸六分主寒熱痛痺在絡者也八曰長鍼取法於綦鍼長七寸主取深邪遠痺者也九曰大鍼取法於鋒鍼其鋒微員長四寸主取大氣不出關節者也鍼形畢矣此九鍼大小長短法也黃帝曰願聞身形應九野奈何岐伯曰請言身形之應九野也左足應立春其日戊寅己丑左脇應春分其日乙卯左毛應立夏其日戊辰己巳膺喉首

頭應夏至其日丙午右手應立秋其日戊申己未右脇應秋分其日辛酉右足應立冬其日戊戌己亥腰尻下竅應冬至其日壬子六府膈下三藏應中州其大禁大禁太一所在之日及諸戊己凡此九者善候八正所在之處所主左右上下身體有癰腫者欲治之無以其所直之日潰治之是謂天忌日也形樂志苦病生於脉治之以灸刺形苦志樂病生

於筋治之以熨引形樂志樂病生於肉治之以鍼石形苦志苦病生於咽喝治之以甘藥形數驚恐筋脉不通病生於不仁治之以按摩醪藥是謂形五藏氣心主噫肺主欬肝主語脾主呑腎主欠六府氣膽爲怒胃爲氣逆噦大腸小腸爲泄膀胱不約爲遺溺下焦溢爲水五味酸入肝辛入肺苦入心甘入脾鹹入腎淡入胃是謂五味五并精氣并肝則憂

并心則喜。并肺則悲。并腎則恐。并脾則畏。是謂五精之氣并於藏也。五惡。肝惡風。心惡熱。肺惡寒。腎惡燥。脾惡濕。此五藏氣所惡也。五液。心主汗。肝主泣。肺主涕。腎主唾。脾主涎。此五液所出也。五勞。久視傷血。久卧傷氣。久坐傷肉。久立傷骨。久行傷筋。此五久勞所病也。五走。酸走筋。辛走氣。苦走血。鹹走骨。甘走肉。是謂五走也。五裁。病在筋。無食酸。病在氣。無食辛病在骨無食鹹病在血無食苦病在肉無食甘口嗜而欲食之不可多也必自裁也命曰五裁五發陰病發於骨陽病發於血以味發於氣陽病發於冬陰病發於夏五邪邪入於陽則爲狂邪入於陰則爲血痺邪入於陽轉則爲癲疾邪入於陰轉則爲瘖陽入之於陰病靜陰出之於陽病喜怒五藏心藏神肺藏魄肝藏魂脾藏意腎藏精志也五主心

主脈。肺主皮。肝主筋。脾主肌。腎主骨。陽明多血多氣。太陽多血少氣。少陽多氣少血。太陰多血少氣。厥陰多血少氣。少陰多氣少血。故曰刺陽明出血氣。刺太陽出血惡氣。刺少陽出氣惡血。刺太陰出血惡氣。刺厥陰出血惡氣。刺少陰出氣惡血也。足陽明太陰爲表裏。少陽厥陰爲表裏。太陽少陰爲表裏。是謂足之陰陽也。手陽明太陰爲表裏。少陽心主爲表裏太陽少陰爲表裏是謂手之陰陽也。

篅音同鍉鍼音低巾鍼一本作布鍼五走五禁五裁素問作五禁

○歲露論第七十九

黃帝問於岐伯曰經言夏日傷暑秋病瘧瘧之發以時其故何也岐伯對曰邪客於風府病循膂而下衛氣一日一夜常大會於風府其明日日下一節故其日作晏此其先客於

脊背也故每至於風府則腠理開腠理開則邪氣入邪氣入則病作此所以日作尚晏也衛氣之行風府日下一節二十一日下至尾底二十二日入脊內注於伏衝之脉其行九日出於缺盆之中其氣上行故其病稍益至其內搏於五藏橫連募原其道遠其氣深其行遲不能日作故次日乃稸積而作焉黃帝曰衛氣每至於風府腠理乃發發則邪入焉

其衛氣日下一節。則不當風府。奈何。岐伯曰。風府無常。衛氣之所應。必開其腠理。氣之所舍節。則其府也。黃帝曰。善。夫風之與瘧也。相與同類。而風常在。而瘧特以時休。何也。岐伯曰。風氣留其處。瘧氣隨經絡。沉以內搏。故衛氣應乃作也。帝曰。善。黃帝問於少師曰。余聞四時八風之中人也。故有寒暑。寒則皮膚急而腠理閉。暑則皮膚緩而腠理開。賊風邪氣因得以入乎。將必須八正虛邪乃能傷人乎。
少師荅曰不然。賊風邪氣之中人也不得以
時。然必因其開也。其入深其內極病其病人
也卒暴因其閉也。其入淺以留其病也徐以
遲。黃帝曰有寒溫和適腠理不開然有卒病
者。其故何也。少師荅曰。帝弗知邪入乎。雖平
居。其腠理開閉緩急其故常有時也。黃帝曰。
可得聞乎。少師曰。人與天地相參也。與日月

相應也。故月滿則海水西盛。人血氣積。肌肉充。皮膚緻。毛髮堅。腠理郄。煙垢著。當是之時。雖遇賊風。其入淺不深。至其月郭空。則海水東盛。人氣血虛。其衛氣去。形獨居。肌肉減。皮膚縱。腠理開。毛髮殘。膲理薄。煙垢落。當是之時。遇賊風。則其入深。其病人也。卒暴。黃帝曰。其有卒然暴死暴病者。何也。少師荅曰。三虛者。其死暴疾也。得三實者。邪不能傷人也。黃帝曰。願聞三虚。少師曰。乘年之衰。逢月之空。失時之和。因爲賊風所傷。是謂三虚。故論不知三虚。工反爲麤。帝曰。願聞三實。少師曰。逢年之盛。遇月之滿。得時之和。雖有賊風邪氣不能危之也。黄帝曰。善乎哉論。明乎哉道。請藏之金匱。命曰三實。然此一夫之論也。黄帝曰。願聞歲之所以皆同病者。何因而然。少師曰。此八正之候也。黄帝曰。候之奈何。少師曰候此者常以冬至之日太一立於叶蟄之宮其至也天必應之以風雨者矣風雨從南方來者爲虛風賊傷人者也其以夜半至也萬民皆臥而弗犯也故其歲民小病其以晝至者萬民懈惰而皆中於虛風故萬民多病虛邪入客於骨而不發於外至其立春陽氣大發腠理開因立春之日風從西方來萬民又皆中於虛風此兩邪相搏經氣結代者矣故

諸逢其風而遇其雨者命曰遇歲露焉因歲之和而少賊風者民少病而少死歲多賊風邪氣寒溫不和則民多病而死矣黃帝曰虛邪之風其所傷貴賤何如候之奈何少師荅曰正月朔日太一居天留之宫其日西北風不雨人多死矣正月朔日平旦北風春民多死正月朔日平旦北風行民病多者十有三也正月朔日日中北風夏民多死正月朔日

夕時北風秋民多死終日北風大病死者十有六正月朔日風從南方來命曰旱鄉從西方來命曰白骨將國有殃人多死亡正月朔日風從東方來發屋揚沙石國有大災也正月朔日風從東南方行春有死亡正月朔天利溫不風糴賤民不病天寒而風糴貴民多病此所謂候歲之風𧋵傷人者也二月丑不風民多心腹病三月戌不溫民多寒熱四月

巳不暑。民多癉病。十月申不寒。民多暴死。諸所謂風者。皆發屋。折樹木。揚沙石。起毫毛。發腠理者也。 理郄乞逆切

○大惑論第八十

黃帝問於岐伯曰。余嘗上於清泠之臺。中階而顧。匍匐而前。則惑。余私異之。竊內怪之。獨瞑獨視。安心定氣。久而不解。獨博獨眩。披髮長跪。俛而視之。後久之不已也。卒然自上。何

氣使然。岐伯對曰。五藏六府之精氣。皆上注於目。而爲之精。精之窠爲眼。骨之精爲瞳子。筋之精爲黑眼。血之精爲絡。其窠氣之精爲白眼。肌肉之精爲約束。裹擷筋骨血氣之精而與脉并爲系。上屬於腦。後出於項中。故邪中於項。因逢其身之虛。其入深。則隨眼系以入於腦。入於腦則腦轉。腦轉則引目系急。目系急則目眩以轉矣。邪其精。其精所中。不相比也。則精散，精散則視歧，視歧見兩物。目者，五藏六府之精也，營衛魂魄之所常營也，神氣之所生也。故神勞則魂魄散，志意亂。是故瞳子黑眼法於陰，白眼赤脉法於陽也。故陰陽合傳而精明也。目者，心使也。心者，神之舍也。故神精亂而不轉，卒然見非常處，精神魂魄散不相得，故曰惑也。黄帝曰：余疑其然。余每之東苑，未曾不惑，去之則復。余唯獨爲東死勞神乎何其異也岐伯曰不然也心有所喜神有所惡卒然相感則精氣亂視誤故惑神移乃復是故間者爲迷甚者爲惑黃帝曰人之善忘者何氣使然岐伯曰上氣不足下氣有餘腸胃實而心肺虛虛則營衛留於下久之不以時上故善忘也黃帝曰人之善饑而不嗜食者何氣使然岐伯曰精氣并於脾熱氣留於胃胃熱則消穀穀消故善饑胃氣

逆上則胃脘寒故不嗜食也黃帝曰病而不得臥者何氣使然歧伯曰衛氣不得入於陰常留於陽留於陽則陽氣滿陽氣滿則陽蹻盛不得入於陰則陰氣虛故目不瞑矣黃帝曰病目而不得視者何氣使然歧伯曰衛氣留於陰不得行於陽留於陰則陰氣盛陰氣盛則陰蹻滿不得入於陽則陽氣虛故目閉也黃帝曰人之多臥者何氣使然歧伯曰此

人腸胃大而皮膚濕而分肉不解焉腸胃大則衛氣留久皮膚濕則分肉不解其行遲夫衛氣者晝日常行於陽夜行於陰故陽氣盡則臥陰氣盡則寤故腸胃大則衛氣行留久皮膚濕分肉不解則行遲留於陰也久其氣不清則欲瞑故多臥矣其腸胃小皮膚滑以緩分肉解利衛氣之留於陽也久故少瞑焉

黃帝曰其非常經也卒然多臥者何氣使然

岐伯曰。邪氣留於上膲。上膲閉而不通。已食若飲湯。衛氣留久於陰而不行。故卒然多臥焉。黄帝曰。善。治此諸邪奈何。岐伯曰。先其藏府。誅其小過。後調其氣。盛者寫之。虛者補之。必先明知其形志之苦樂。定乃取之。

襄擷奚結切神分方文切

○癰疽第八十一

黄帝曰。余聞腸胃受穀。上焦出氣。以温分肉。

而養骨節，通腠理。中焦出氣如露，上注谿谷，而滲孫脉，津液和調，變化而赤爲血。血和則孫脉先滿溢，乃注於絡脉，皆盈，乃注於經脉。陰陽已張，因息乃行，行有經紀，周有道理，與天合同，不得休止。切而調之，從虛去實，瀉則不足，疾則氣減，留則先後。後虛去虛，補則有餘。血氣已調，形氣乃持。余已知血氣之平與不平，未知癰疽之所從生，成敗之時，死生之期有遠近何以度之可得聞乎岐伯曰經脉留行不止與天同度與地合紀故天宿失度日月薄蝕地經失紀水道流溢草萓不成五穀不殖徑路不通民不往來巷聚邑居則別離異處血氣猶然請言其故夫血脉營衛周流不休上應星宿下應經數寒邪客於經絡之中則血泣血泣則不通不通則衛氣歸之不得復反故癰腫寒氣化爲熱熱勝則腐肉

肉腐則爲膿膿不寫則爛筋筋爛則傷骨骨傷則髓消不當骨空不得泄寫血枯空虚則筋骨肌肉不相榮經脉敗漏熏於五藏藏傷故死矣黄帝曰願盡聞癰疽之形與忌曰名岐伯曰癰發於嗌中名曰猛疽猛疽不治化爲膿膿不寫塞咽半日死其化爲膿者寫則合豕膏冷食三日而已發於頸名曰天疽其癰大以赤黑不急治則熱氣下入淵腋前傷

任脈內薰肝肺薰肝肺十餘日而死矣陽留
大發消腦留項名曰腦爍其色不樂項痛而
如刺以鍼煩心者死不可治發於肩及臑名
曰疵癰其狀赤黑急治之此令人汗出至足
不害五藏癰發四五日逞焫之發於腋下赤
堅者名曰米疽治之以砭石欲細而長疏砭
之塗已豕膏六日已勿裹之其癰堅而不潰
者爲馬刀挾癭急治之發於胷名曰井疽其

狀如大豆。三四日起。不早治。下入腹。不治。七日死矣。發於膺。名曰甘疽。色青。其狀如穀實菰𧄍。常苦寒熱。急治之。去其寒熱。十歲死。死後出膿。發於脇。名曰敗疵。敗疵者。女子之病也。灸之。其病大癰膿。治之。其中乃有生肉。大如赤小豆。剉陵翹草根各一升。以水一斗六升煑之。竭爲取三升。則強飲厚衣。坐於釜上。令汗出至足已。發於股脛。名曰股脛疽。其狀不甚變而癰膿搏骨不急治三十日死矣發於尻名曰銳疽其狀赤堅大急治之不治三十日死矣發於股陰名曰赤施不急治六十日死在兩股之內不治十日而當死發於膝名曰疵癰其狀大癰色不變寒熱如堅石勿石石之者死須其柔乃石之者生諸癰疽之發於節而相應者不可治也發於陽者百日死發於陰者三十日死發於脛名曰兔齧其

狀赤至骨，急治之，不治害人也。發於內踝，名曰走緩，其狀癰也，色不變，數石其輸而止其寒熱，不死。發於足上下，名曰四淫，其狀大癰，急治之，百日死。發於足傍，名曰厲癰，其狀不大，初如小指發，急治之，去其黑者，不消輒益，不治，百日死。發於足指，名脫癰，其狀赤黑，死不治；不赤黑，不死，不衰，急斬之，不則死矣。黃帝曰：夫子言癰疽，何以別之？岐伯曰：營衛稽留於經脉之中。則血泣而不行。不行則衛氣從之而不通。壅遏而不得行。故熱。大熱不止。熱勝則肉腐。肉腐則爲膿。然不能陷。骨髓不爲焦枯。五藏不爲傷。故命曰癰。黄帝曰。何謂疽。岐伯曰。熱氣淳盛。下陷肌膚。筋髓枯。内連五藏。血氣竭。當其癰下。筋骨良肉皆無餘。故命曰疽。疽者。上之皮夭以堅。上如牛領之皮。癰者。其皮上薄以澤。此其候也。

草萓魚饑切 血泣音澁 𦶟𦷆古括樓字 臑奴到切又音懦 陵翹力升切 不則上府九切 夭音么色不明也

黄帝素問靈樞經卷之十二 終

靈樞經勘誤表

頁	行	字	誤	正
八	四	末五	以	人
一〇	五	五、六	二原	十二原
二八	八	末二、三	言者。	者。言
四九	五	末五	曰	日
六一	三	三	子	予
六三	五	四、五	痺病	痺
八七	五	末一	取	取之。
九二	二	三	邪	穀
一〇七	五	五	迎	迎也。
一一〇	四	末四	循	角
一三七	一	末六	固	同
一四五	五	末六	痺	痺也。
一七八	三	末三	幷	井
二三〇	二	二	饑	飲
二六二	四	一〇	刺	針

頁	行	字	誤	正
三五六	一	八、九	歧伯	伯高
三五六	五	九	內	肉
三八一	四	末五	大	左
三八七	一	三	有	口
四一九	五	六	乖	畢
四三四	一	八	五	陽
四四二	八	一一	左	右
四四二	八	末二、三	右右	左左
四四五	五	末五、六	經去	去
四六四	四	三	四	二
四八二	八	五	毛	手
五〇六	七	末三	天	夭